W0341592

Prévenir et vaincre le surpoids en famille

Ouvrage publié sous la direction
de Laure Paoli et Marc de Smedt

Du même auteur

Voulez-vous maigrir avec moi ? La méthode SLIM-data,
avec la collaboration de Marie Borrel, 2007.

À paraître

Les 100 recettes SLIM-data,
avec Marie Borrel.

Dr Yann Rougier
Avec la collaboration de Marie Borrel

Prévenir et vaincre le surpoids en famille

avec la méthode SLIM-data

Albin Michel

SLIM-data

Le SLIM-data™ est un véritable index minceur des aliments qui indique leur force de stockage. Il est compris entre 0 et 100. Pour simplifier, dans ce livre, les SLIM-data sont répartis en catégories (vert, orange, rouge, violet).
Plus le SLIM-data est élevé (violet), plus le pouvoir de stockage de l'aliment est grand. Plus le SLIM-data est faible (vert), plus l'aliment (ou le groupe d'aliments dans une recette) est favorable à l'amaigrissement et au contrôle durable du poids.

Cet index n'a rien à voir avec le nombre de calories des aliments. La méthode SLIM-data apprend à combiner les aliments en fonction de leur SLIM-data. Le but est alors d'obtenir un SLIM-data équilibré (orange) pour chaque repas. Ce qui conduit à un amaigrissement naturel, sans stress, et sans la dictature des calories et des quantités.
Dans le grand tableau des SLIM-data des aliments (p. 83), tous les aliments suivis du signe **P** sont des aliments riches en protéines. Au moins un de ces aliments doit toujours être ingéré dans chacun de vos repas.

La formule de calcul des SLIM-data est un brevet de recherche déposé par le Dr Yann Rougier.
SLIM-data™ est une marque enregistrée par la Recherche Forté Pharma.

Pour des raisons de lisibilité, nous avons choisi d'écrire les marques déposées avec une majuscule, sans les faire suivre du signe ™.

SLIM-data™ est une appellation scientifique. Les lettres qui composent ce terme sont les initiales de *Slimness with the Lowest Index of Metabolism*. Ce qui signifie : mincir grâce à l'utilisation des index métaboliques les plus faibles.

© Éditions Albin Michel, 2008

SOMMAIRE

Je dédie ce livre à mes enfants, Loïc et Jauffrey…
Chaque matin, j'aimerais vous offrir le meilleur
de moi-même. Chaque soir je mesure la distance
qui me sépare de ce rêve.
Alors, pour vous, j'ai décidé de mettre
sur le papier l'un de mes rêves :
un rêve de nutrition-santé
et de nutrition-bonheur ;
que, devenu réalité, il accompagne vos vies
comme un fidèle serviteur,
comme un sourire de mon cœur.

À toutes les mamans qui donnent
si généreusement la vie, à tous les parents,
à tous les enfants et à tous les adolescents,
ce livre, comme une base de dialogue,
comme un geste de fraternité
entre toutes ces générations malmenées par les excès
d'un progrès nécessaire,
mais parfois dénué de conscience.

« Tu n'es pas vraiment homme tant que tu n'as pas aimé
un enfant. Tu n'es pas vraiment un homme tant
que tu n'as pas été aimé d'un enfant. »
Proverbe indien

« Au-delà de tous les sentiments d'une vie,
il y a la tendresse immense que l'on porte à nos enfants…
car cette forme d'Amour très pure n'attend rien
et donne tout. »
Dialogues avec Marie

« Quand le maître mourut, deux disciples de grande sagesse
et de grande force morale étaient aptes à lui succéder.
Alors, tous les moines se réunirent
et rapidement se mirent d'accord.
À sagesse égale, l'un était reconnu comme le plus fin cuisinier
du monastère. Et ils se dirent : connaître le langage secret des
aliments, faire de la nourriture de chaque jour une offrande sacrée,
maîtriser les énergies de maladie et de guérison, de vie et de mort,
de bonheur et de tristesse…
Oui, celui-là est plus digne que tout autre de succéder
à notre maître. »
Conte zen

AVANT-PROPOS

Chère lectrice, cher lecteur, vous avez été plusieurs dizaines de milliers à accueillir avec enthousiasme le premier tome de mon programme de nutrition santé et de nutrition minceur : *Voulez-vous maigrir avec moi ?*

Je tiens aujourd'hui à vous remercier pour votre intérêt, votre confiance et votre abondant courrier.

On m'a souvent questionné sur le titre de ce premier ouvrage, que d'aucuns ont trouvé surprenant. Pourquoi « avec moi » ? Parce que toute technique ou méthode de bien-être et de santé ne reste souvent qu'une froide théorie biologique, plus ou moins recevable et compréhensible (et donc plus ou moins applicable) selon qu'elle peut être reliée ou non à une personnalité et un engagement humain.

J'ai consacré trente ans de ma vie à coordonner des recherches sur la biologie de la nutrition. Ces années d'expérience m'ont permis de construire au quotidien, de façon pratique et surtout vérifiable sur le long terme, un véritable programme minceur sur lequel je peux m'engager :

– je m'engage à ce que vous puissiez le comprendre, et donc le suivre facilement. J'ai pour cela traduit des calculs scientifiques assez complexes en un simple tableau en couleur, ludique et convivial ;

– je m'engage à ce que ce programme, au-delà du simple but de perdre du poids, respecte vos équilibres internes, votre santé, votre vitalité et votre moral ;

– je m'engage à ce qu'il donne des résultats visibles, et durables. Il suffit pour cela que vous fassiez preuve d'un peu de bonne volonté – je ne parle pas de « volonté » ! – car vous ne ressentirez ni frustrations ni privations, et ne subirez aucun effet Yo-Yo.

De plus, ce « avec moi » peut rapidement se transformer en un « avec chacun d'entre vous », lorsque vous aurez testé l'efficacité de ce programme et que vous le proposerez avec enthousiasme à vos proches et à vos amis. Vous deviendrez alors, à votre tour, celle ou celui qui sait, et qui a la joie de pouvoir partager et transmettre.

Le premier livre consacré à ce programme minceur très novateur est sorti en 2007. Des dizaines de milliers de personnes l'ont adopté et ont retrouvé ainsi leur juste poids. Elles se sont alors exprimées, par voie de presse, par voie télévisuelle ou sur Internet à travers de nombreux blogs consacrés à la santé. Le bouche à oreille a fonctionné et de très nombreuses questions m'ont été retournées, dont certaines de manière récurrente. Beaucoup touchent à la composition des plats et des menus, à la mise en pratique au quotidien des conseils que je délivre ici.

Une autre question majeure m'a souvent été posée : « Cette méthode minceur est-elle applicable à nos enfants ou nos adolescents ? » Ma réponse est oui ! Plus tôt on rééduque le métabolisme et la digestion, plus les cellules graisseuses réveillent facilement et durablement leur « mémoire minceur ». De cette attente fondamentale de milliers de parents est né le présent ouvrage. J'espère qu'il répondra à toutes vos questions, qu'il permettra à tous nos enfants de devenir des adultes « à leur juste poids », mais surtout en pleine santé physique, morale et psychique ! C'est toute la motivation de ce livre, ainsi que mon plus cher souhait en tant que père ; conscient et concerné par cet enjeu de santé, et maintenant de « survie », qui engage déjà la santé et l'épanouissement de plusieurs générations.

INTRODUCTION

La nutrition est une science biologique réellement passionnante, car elle étudie les relations entre la nature qui nous entoure et les mystères de notre métabolisme profond. Chaque fois que nous mangeons, c'est un peu de matériel « non humain », en provenance de la nature, qui se transforme en matériel « humain » grâce à des processus biochimiques si complexes et subtils qu'on pourrait presque les qualifier de bio-alchimiques. Ce que nous mangeons chaque jour nous construit physiquement, mentalement et même moralement.

La nutrition n'a que récemment reconquis son statut de « vraie science ». Depuis le milieu du XXe siècle, l'acte consistant à se nourrir ne relève plus que d'un réflexe ancestral mêlant plaisir, compensation émotionnelle et survie corporelle. Pourtant, pendant des millénaires, cet acte avait été considéré comme sacré. Il permettait d'entretenir la Vie. Il n'y avait pas de rituel divin sans offrande de nourriture, pas d'ordonnance médicale sans conseils diététiques. Et cela pendant presque dix mille ans ! Mais pour la première fois dans l'histoire de l'humanité, depuis un demi-siècle environ, la nutrition a été progressivement désacralisée puis déshumanisée.

Cette mutation est un effet pervers des progrès fulgurants de la science. Car depuis les années 1960, on a levé le voile sur les mystères des aliments. Tout ce qui se mange peut aujourd'hui être observé dans le moindre détail de sa structure chimique, analysé, démonté, expliqué... sans l'ombre d'une ombre !

Les plus gros constituants des aliments (les protides, lipides, glucides, aussi appelés macro-éléments) comme les plus infimes (vitamines, enzymes, oligo-éléments... appelés micronutriments) ont été percés à jour. En tête de ce démontage scientifique est apparue une unité alimentaire mathématiquement « valide » mais biologiquement « morte » : la calorie. Je la qualifie de « morte » car cette unité de mesure, parfaitement inerte, ne tient aucun compte du corps vivant qui ingère, métabolise et assimile la nourriture.

Une première surprise attendait alors les observateurs. Dans les pays industrialisés, où (presque) tout le monde avait enfin accès à la nourriture, l'alimentation avait perdu rapidement de son intérêt. Plus personne ne semblait y prêter attention, ni les chercheurs, ni les médecins, ni les mères de famille soucieuses de rompre avec la tradition de leurs aïeux. L'éclatement de la cellule familiale et le nouveau fossé séparant les générations incitait les jeunes adultes à mépriser, voire à oublier les conseils alimentaires transmis par leurs aînés.

Attirés par cette cassure et ce « vide humain », les membres d'une profession en pleine expansion ont su saisir au bond cette balle en or. Je veux parler des publicitaires, des as du marketing qui vantent les vertus des produits alimentaires comme ils le font pour les voitures ou les chaussures. La publicité a quelque chose de sympathique et de magique, elle sait nous offrir du rêve et nous nourrir de belles images dans de nombreux domaines. Mais hélas, ces publicitaires sont totalement incompétents en matière de biologie et de diététique ! Les instances de surveillance gouvernementales[1] ont mis presque un demi-siècle pour mesurer l'étendue des dégâts. Le temps de voir deux générations « dévorées » par les problèmes de surpoids, puis d'obésité, et même de maladies dégénératives (syndrome métabolique en tête).

Une forme de « surveillance alimentaire » commence timidement à s'exprimer. Elle s'intéresse notamment aux slogans publicitaires qui touchent de plein fouet nos enfants et sapent les bases de leur éducation nutritionnelle. Je pense néanmoins très sincèrement qu'il n'y a jamais eu de volonté délibérée de nuire, de la part de quiconque. Juste une « mauvaise donne » de certaines cartes distribuées par la destinée de notre civilisation de progrès. Le créneau alimentaire était à l'abandon, un business aveugle s'en est emparé. Même si les conséquences sont aujourd'hui dramatiques, les bases de cette folie collective sont compréhensibles : le filon est presque inépuisable puisqu'il faut et qu'il faudra toujours se nourrir plusieurs fois par jour.

C'est alors que s'est profilée la deuxième surprise. Depuis un demi-siècle, l'apport énergétique que réclament nos organismes ne cesse de diminuer : on marche de moins en moins grâce au confort de nos différents moyens de transport ; on ne grimpe plus les étages, aidés en cela par les ascenseurs et les escalators ; nos appartements sont chauffés en hiver et climatisés en été, nous mettant à l'abri de l'adaptation aux écarts de température... Autant d'évolutions qui font économiser à notre corps une bonne partie de sa précieuse énergie. **Pourtant, sans raisons ni explications apparentes, aucune régulation corporelle n'a permis d'adapter notre appétit à ces nouvelles exigences énergétiques.** Nous devrions manger moins, mais il n'en est rien ;

1. Le ministère de la Santé et celui de l'Agriculture se sont longtemps renvoyé cette jolie balle !

pire : nous mangeons de plus en plus ! Nous sommes trahis par un organe de contrôle qui s'était pourtant toujours montré infaillible : notre cerveau ; l'organe qui abrite le précieux centre de la satiété censé nous permettre de maîtriser nos prises caloriques en fonction de nos besoins.

Pourquoi un tel « suicide alimentaire » de la part de près d'un milliard d'individus ? Cette question plurifactorielle fait intervenir à la fois l'éducation, les conditions de vie, les multiples stress, la génétique, les pollutions... Elle mérite donc une réponse pluridisciplinaire. Mais je tiens à souligner dès à présent qu'un axe majeur se dégage largement, et qu'il influence presque tous les autres facteurs à l'origine du surpoids planétaire : **notre nourriture a davantage changé en cinquante ans qu'en cinquante siècles !** Et les applications du progrès ont avancé d'un pas si rapide qu'elles ont pulvérisé nos capacités d'adaptation. Pourtant, nous ne pouvons résolument pas changer d'époque. Force est donc de trouver d'autres voies pour permettre à nos organismes déboussolés de s'adapter, ou du moins leur donner le temps nécessaire à cette précieuse adaptation.

J'ai consacré dix années de ma vie à élaborer cette méthode de nutrition santé dont la minceur n'est qu'une conséquence, une sorte d'« effet secondaire positif ». Elle permet d'apprivoiser tous les aliments nouveaux ou transformés, générés par l'explosion des nouvelles technologies depuis le milieu du XXe siècle. Grâce à elle, chacun peut rééquilibrer ses organes digestifs et son métabolisme ; retrouver naturellement un rythme alimentaire adapté à ses besoins ; renouer avec la minceur, la vitalité et le bien-être au quotidien. Il ne s'agit donc pas d'un simple programme minceur, mais d'une méthode de reprogrammation biologique à part entière. Une méthode qui rend à l'aliment sa place précieuse et juste de « bâtisseur » et de « réparateur cellulaire ». Sa place de pourvoyeur, de créateur de vie ! L'aliment peut ainsi renouer avec ce rôle sacré qui lui avait été confié par les innombrables générations qui nous ont précédés, dans toutes les régions du globe. Une place qui n'exclut pas la science des hommes, mais qui l'incite à développer une vision imprégnée de conscience et d'humilité.

En effet, l'aliment traité sans conscience devient un maître absolu qui peut écraser notre santé avec une violence à la mesure de notre non-respect. Il le montre clairement depuis cinquante ans à travers le surpoids et son cortège de troubles (physiques, psychiques, sociaux, esthétiques...), mais aussi à travers les nombreuses pathologies liées à ce que les médecins appellent pudiquement aujourd'hui le « syndrome métabolique » (maladies cardiovasculaires, pré-diabète et diabète, excès de cholestérol, troubles ostéo-articulaires...).

À l'inverse, s'il est envisagé en toute conscience, compris dans ses fonctions vitales et apprivoisé dans son impact métabolique, l'aliment devient alors le plus fidèle des alliés, un serviteur totalement dévoué à notre santé, à notre vitalité et à nos désirs de minceur. **Les aliments et nos organismes étaient « fâchés » depuis un demi-siècle. Cette méthode leur ouvre la voie de la réconciliation.**

Durant ces vingt dernières années, les enfants et les adolescents ont été les premiers à pâtir de cette désorganisation de l'alimentation moderne. Ils peuvent être les premiers à profiter de cette nouvelle façon de manger. **L'éducation nutritionnelle fait partie de ce que les parents ont le devoir de transmettre à leurs enfants afin de leur assurer une vie longue et harmonieuse.** Inutile pour cela de vous transformer en apprentis sorciers ou de vous former à des disciplines diététiques ardues. Avec plusieurs équipes scientifiques[1], nous avons fait pour vous un important travail de simplification, afin de mettre à la portée de chacun les explications, les conseils pratiques et les petits secrets minceur liés à cette méthode.

Maintenant, c'est à vous de jouer...

1. Parmi ces équipes, celle du CHU de Nice-Sophia, le département de diététique et de biologie de la nutrition du laboratoire Forté Pharma (Monaco), et la recherche privée Ninapharm à Tokyo (Japon).

« C'est une triste chose de songer que
la nature parle et que le genre humain n'écoute pas. »
Victor Hugo

1
UNE ÉPIDÉMIE MONDIALE

Pour une fois, médias, scientifiques, médecins, chercheurs, éducateurs et parents sont d'accord sur un point essentiel : **le surpoids et l'obésité sont en constante augmentation dans les pays occidentaux, et ce fléau touche particulièrement les enfants et les adolescents.** De nombreuses études et enquêtes épidémiologiques ont tenté de cibler et même de cerner l'origine de ce problème, de cet incroyable phénomène de société. La synthèse de leurs résultats incrimine plusieurs facteurs : environnementaux ou génétiques, mais surtout liés à l'hygiène de vie et à l'évolution des comportements alimentaires. J'y ajouterai une cause majeure, trop souvent passée sous silence : **notre alimentation a davantage changé en cinquante ans qu'en cinquante siècles !** Nos organismes, qui ont pourtant prouvé depuis des millénaires leur extraordinaire faculté d'adaptation, sont aujourd'hui totalement dépassés par cette évolution (révolution) massive qui touche à la structure même des aliments.

Si nos corps d'adultes sont déboussolés par les nouveaux aliments, industrialisés, raffinés, bourrés d'additifs et de conservateurs, imaginez l'effet que peut produire cette « nouvelle génération de nourriture » sur le métabolisme des enfants, et ce dès le plus jeune âge ! **L'excès de poids irrépressible fait partie des nombreuses conséquences de cette désastreuse évolution,** avec la fatigue, les troubles du sommeil et de la concentration, les troubles du comportement, les crises d'hypoglycémie (responsables des « coups de barre »), l'augmentation du nombre de jeunes atteints de pré-diabète ou de diabète, et l'explosion du syndrome métabolique chez les adultes.

Des chiffres édifiants, et surtout inquiétants

Ces mêmes enquêtes épidémiologiques ont tenté de mesurer l'ampleur de la flambée de l'obésité dans les pays occidentaux. Leurs résultats et leurs conclusions sont très proches. Aujourd'hui, on estime qu'aux États-Unis, deux personnes sur trois sont atteintes de surpoids, et une sur trois de véritable obésité. Le nombre d'enfants obèses américains double presque tous les cinq ans. Ce phénomène, né outre-Atlantique, a d'abord gagné les pays européens avant de toucher le reste du monde, y compris les pays dits « en développement ». En dix ans, le nombre d'enfants en surpoids a été multiplié par trois en Chine. Au Japon, où les problèmes de poids ont toujours été très marginaux, on compte désormais 15 % d'enfants atteints de surpoids alors que, parmi les adultes, ce problème ne touche qu'environ une personne sur cent.

La France fait partie des pays dans lesquels cette explosion du surpoids et de l'obésité a été lente jusqu'au début des années 2000. Nous sommes, et c'est heureux, dans le peloton de queue de ce que l'Organisation mondiale de la Santé qualifie de « véritable épidémie » depuis une dizaine d'années. **Cela n'empêche pas le surpoids et l'obésité de se répandre aujourd'hui de manière très inquiétante parmi nos enfants et nos adolescents.** Et ce dans toutes les tranches d'âge. En 2001, les infirmières de l'Éducation nationale ont mené une enquête auprès des enfants scolarisés en dernière année de maternelle. Selon cette enquête, environ 14 % de ces enfants ont des problèmes de surpoids sérieux, ce chiffre s'élevant à plus de 16 % en région parisienne. En 1996, les services de santé scolaire de la ville de Paris avaient estimé que près de 14 % des enfants étaient touchés par le problème parmi les élèves qui terminaient leur cycle primaire (fin de CM2) : consommation croissante de la télévision et des jeux vidéos, absorption de sodas quotidiennement, réduction d'activités sportives.

Les adolescents sont évidemment concernés par ces chiffres. Ils le seront de plus en plus dans les années à venir, car le nombre d'enfants atteints de surpoids ne cesse d'augmenter et, parmi eux, nombreux sont ceux qui resteront trop gros jusqu'à l'adolescence et même jusqu'à l'âge adulte si rien n'est fait pour enrayer ce fléau. En effet, plus encore que les chiffres en eux-mêmes, c'est leur augmentation constante qui inquiète les pouvoirs publics et les services sociaux de notre pays. **Entre 1965 et 2000, la proportion d'enfants en surpoids est passée de 3 % à 16 %. Selon un rapport[1] datant de 2005, ce chiffre augmente de 2 % par an.**

■ *Simple surpoids ou véritable obésité ?*

J'arrêterai là les chiffres et les statistiques catastrophes ! Le message est suffisamment clair pour que je ne sois pas obligé d'accumuler les signaux d'alarme : si nous n'agissons

1. Rapport de l'International Obesity Task Force.

pas aujourd'hui, chacun à notre niveau – parents, médecins, services scolaires –, d'ici quelques décennies nous vivrons (malheureusement !) dans une société d'obèses. Et ce d'autant que l'augmentation est plus rapide encore en ce qui concerne les « obésités massives » que les obésités modérées ou le simple surpoids.

Cependant, il faut se garder de mettre tout le monde dans le même panier. **Le surpoids et la véritable obésité n'ont pas le même caractère de gravité immédiat**, ni les mêmes conséquences au quotidien. Néanmoins, comme je l'expliquerai au cours des chapitres suivants, les règles nutritionnelles simples qui permettent de ramener les enfants et les adolescents obèses à leur juste poids concernent également les enfants et les adolescents en simple surpoids. Elles permettent même de prévenir tout risque chez ceux qui ne connaissent pas encore ces troubles.

Mais avant de songer aux solutions, je tiens à être plus précis quant au problème lui-même. Même s'ils sont indispensables, les discours alarmistes ont parfois des effets secondaires néfastes. Oui, le constat est inquiétant. Oui, le nombre d'enfants en surpoids ne cesse d'augmenter. Oui, il s'agit d'un véritable problème (et même d'une priorité !) de santé publique car une part importante de ces enfants trop gros deviendront des adolescents puis des adultes en surpoids, ce qui aura des effets négatifs importants sur leur état de santé physique, psychologique et émotionnel, et même sur leur longévité. **Mais il faut vous garder de considérer le poids de vos enfants uniquement sous l'angle de vos projections fantasmatiques de parents.**

Nous avons tous envie, et c'est légitime, d'avoir des enfants intelligents, aimables... et beaux ! Et pour certains, qui dit beau dit mince, voire très mince. Or, les enfants traversent des périodes au cours desquelles le rapport entre leur taille et leur poids varie, parfois dans des proportions très importantes. Ce n'est pas parce que votre fille de 13 ans, qui entre dans la puberté, est un peu plus ronde qu'elle ne l'était à 10 ans qu'elle est vraiment atteinte de surpoids. Ce n'est pas parce que votre petit garçon de 6 ans semble s'arrondir (en attendant sa prochaine « crise de croissance ») qu'il entre forcément dans une phase de surpoids.

Cette distinction est importante, surtout en ce qui concerne le regard que vous posez sur vos enfants. Comme vous le verrez plus loin, les règles nutritionnelles qui permettent aux enfants en surpoids ou obèses de revenir à leur juste poids ont un caractère global. Elles sont adaptables à tous et agissent à titre préventif autant que curatif. Mais vous aurez plus de facilité à éduquer le goût de vos enfants et leurs habitudes nutritionnelles si vous entretenez avec eux des relations sereines et aimantes.

Or, le fait de se voir trop gros dans le regard des parents est perturbant et culpabilisant pour les enfants, surtout si cela s'accompagne d'un discours accusateur, du genre « Tu es le plus gros de la famille », « Arrête de manger comme un goinfre », « Ça ne m'étonne pas que tu n'aies pas de petit copain, les garçons n'aiment pas les bourrelets ». Souvent, les parents tiennent de tels propos à leurs enfants en pensant agir pour leur bien et les aider à prendre conscience de leur problème de poids. Ce type de discours ne sert à rien, surtout avec les adolescents (voir chapitre 9, p. 203). **Mieux vaut leur apporter une éducation nutritionnelle, essayer de les motiver et surtout les soutenir dans leurs efforts, si minimes soient-ils.**

C'est la première règle de psychologie nutritionnelle que je vous offre : dans votre rapport avec vos enfants, il faut toujours essayer de valoriser les avantages de la perte de poids, plutôt que de stigmatiser les problèmes liés à l'excès de poids. Mieux vaut mettre en avant le bien-être qu'ils ressentiront lorsqu'ils seront plus minces que vous attarder sur leur mal-être actuel, dont ils connaissent bien tous les effets délétères puisqu'ils les subissent jour après jour.

Je vous l'affirme, avec le recul de mes nombreuses années d'expérience : personne n'est vraiment coupable de ses kilos en trop, et je vous expliquerai pourquoi dans les pages qui suivent. Mais chacun – parent et enfant – peut apprendre à **manger mieux**, à adapter ses repas aux aliments d'aujourd'hui, afin de ne pas subir de plein fouet leurs effets néfastes sur la santé et sur la ligne !

« L'intelligence réside d'abord dans la faculté d'adaptation », nous disent certains philosophes. Alors apprenons à mieux connaître et à apprivoiser nos aliments du XXIe siècle. Adaptons-nous à notre époque, plutôt que d'en subir les effets !

■ *Au-delà de l'esthétisme, des méfaits graves et durables*

Le surpoids n'est pas un monstre informe aux insaisissables tentacules. Nous connaissons parfaitement ses effets négatifs et leur gravité. **Si quelques kilos superflus ne nuisent qu'à la silhouette, aux relations sociales, à l'image de soi et à la séduction, le surpoids véritable est préjudiciable à la santé et l'obésité avérée fait le lit de maladies**

qui peuvent devenir graves. Plus particulièrement pour nos enfants et nos adolescents qui préparent, sans en être conscients, la santé dont ils jouiront à l'âge adulte.

Les enfants souffrant d'une obésité importante en subissent, au présent, les conséquences fâcheuses : apnées du sommeil, problèmes de concentration ou de statique, puberté précoce, problèmes digestifs et articulaires, hypertension... Ceux qui n'ont qu'un surpoids léger ne connaissent pas ces difficultés immédiates. Mais avec les années, s'ils ne parviennent pas à se débarrasser de cet excès de masse graisseuse qui entrave leur fonctionnement métabolique et organique, ils augmenteront considérablement tous les risques de maladies cardiovasculaires (notamment liés à l'excès de cholestérol sanguin), de troubles ostéo-articulaires ou de difficultés hépatiques. Et surtout, ils seront beaucoup plus exposés que les autres au diabète. Vous découvrirez, en lisant le chapitre 4 (p. 59), que l'explosion du surpoids est fortement liée à une surstimulation du pancréas, un organe majeur chargé de sécréter l'insuline, une hormone spécifique qui régule le taux de sucre dans le sang. Or, le pré-diabète et le diabète, qu'ils soient ou non insulino-dépendants, sont liés à une perturbation du fonctionnement du pancréas.

Enfin, et ce n'est pas le moins important, l'excès de poids est très pénalisant, pour les enfants et surtout les adolescents, sur le plan social. Les enfants peuvent être, entre eux, d'une cruauté (involontaire mais bien réelle) que ne se permettraient pas les adultes. Et le simple fait de se faire traiter régulièrement de « gros lard » dans la cour de l'école est très destructeur pour l'image de soi. À l'adolescence, le regard porté par les autres devient encore plus important. C'est l'âge de la séduction, on découvre les sentiments amoureux, les émotions des premières relations...

C'est l'âge du culte de l'apparence. C'est l'âge, aussi, où l'on cherche à s'identifier à des icônes idéalisées et où les différences sont difficilement acceptées. L'excès de poids et l'obésité font partie de ces différences, courantes mais sources de souffrances psychiques et émotionnelles parfois intenses.

Pour toutes ces raisons, **il faut prendre très au sérieux l'excès de poids des enfants et des adolescents, sans pour autant en faire un drame.** Car la solution existe et elle est généralement simple à mettre en pratique ; elle s'oppose aux interdits et aux contraintes désocialisantes. En effet, il ne faut jamais priver notre corps à l'aveuglette, il faut le « reprogrammer » en comprenant le rôle clé des aliments et en apprenant à les associer pour transformer nos repas en messages de minceur santé pour toutes nos cellules.

2
ÉVALUER LE SURPOIDS

Depuis une dizaine d'années, **nous disposons d'un outil pratique pour mesurer le surpoids : l'indice de masse corporelle, ou IMC.**

Ce calcul rapide et simple, à partir de la taille et du poids, permet de savoir si l'on se situe dans la fourchette de la maigreur, du poids normal, du simple surpoids, de l'obésité ou de l'obésité grave.

Calculez votre IMC

Pour calculer l'IMC d'une personne, il suffit de diviser son poids en kg, par sa taille en m^2.

Par exemple, un jeune homme pèse 78 kg et mesure 1,82 m. Pour obtenir son IMC, il suffit de faire l'opération suivante :

78 ÷ par (1,82 × 1,82) = 78 ÷ 3,31, ce qui donne un IMC de 23,56.

Calculez votre IMC

$$\frac{\text{Poids actuel (kg)} \quad \ldots\ldots\ldots\ldots}{\text{taille (m)} \times \text{taille (m)} \quad \ldots\ldots\ldots\ldots}$$

Mon IMC = ...

Il faut ensuite comparer cet IMC avec la grille de lecture communément admise. Voici, à titre indicatif, les normes correspondant à la maigreur, au poids normal, au surpoids, à l'obésité modérée et à l'obésité sévère pour les adultes (au-delà de 18 à 20 ans).

IMC adulte				
	Maigreur	**Poids normal**	**Surpoids**	**Obésité**
Hommes	IMC inférieur à 20	IMC entre 20 et 26	IMC entre 26 et 31	IMC au-delà de 31
Femmes	IMC inférieur à 19	IMC entre 19 et 25	IMC entre 25 et 30	IMC au-delà de 30

Au-delà d'un IMC de 40, on parle d'obésité sévère pour les hommes comme pour les femmes.

Notre jeune homme, avec son IMC de 23,56, a donc un poids normal.

En ce qui concerne les enfants, c'est un petit peu plus compliqué car il faut faire intervenir l'âge. Le calcul de l'IMC ne change pas, c'est son interprétation qui est plus subtile.

Voici, en points de repère, **les seuils moyens d'IMC en fonction des tranches d'âge telles qu'ils ont été publiés en 2000.**

IMC des filles

Âge	Limite du surpoids	Limite de l'obésité
2 ans	IMC 18	IMC 19,8
3 ans	IMC 17,6	IMC 19,2
4 ans	IMC 17,3	IMC 19,2
5 ans	IMC 17,1	IMC 19,2
6 ans	IMC 17,3	IMC 19,6
7 ans	IMC 17,7	IMC 20,5
8 ans	IMC 18,3	IMC 22,1
9 ans	IMC 19	IMC 22,8
10 ans	IMC 19,9	IMC 24,1
11 ans	IMC 20,7	IMC 25,4
12 ans	IMC 21,7	IMC 26,7
13 ans	IMC 22,6	IMC 27,8
14 ans	IMC 23,3	IMC 28,6
15 ans	IMC 23,9	IMC 29,1
16 ans	IMC 24,3	IMC 29,4
17 ans	IMC 24,7	IMC 29,7
18 ans.	IMC 25	IMC 30

IMC
des garçons

Âge	Limite du surpoids	Limite de l'obésité
2 ans	IMC 18,4	IMC 20
3 ans	IMC 17,9	IMC 19,4
4 ans	IMC 17,5	IMC 19,3
5 ans	IMC 17,4	IMC 19,3
6 ans	IMC 17,5	IMC 19,8
7 ans	IMC 17,9	IMC 20,6
8 ans	IMC 18,4	IMC 22,1
9 ans	IMC 19,1	IMC 22,8
10 ans	IMC 19,8	IMC 24
11 ans	IMC 20,5	IMC 25,1
12 ans	IMC 21,2	IMC 26
13 ans	IMC 21,9	IMC 26,8
14 ans	IMC 22,6	IMC 27,7
15 ans	IMC 23,3	IMC 28,3
16 ans	IMC 24	IMC 28,9
17 ans	IMC 24,4	IMC 29,4
18 ans	IMC 25	IMC 30

Je vous donne ces chiffres afin que vous puissiez, si vous le désirez, évaluer le surpoids de vos enfants dans le cas où vous le jugeriez utile. Mais il n'est pas indispensable de prendre votre calculette, surtout si vos bambins vous semblent grandir et grossir normalement. **Je le souligne à nouveau : le contrôle du poids de vos enfants ne doit pas devenir une obsession, car cela risquerait d'avoir une influence néfaste sur eux.** Pour leur bien-être et leur équilibre, il faut agir en compréhension et en conscience, pas en obsession et en projection. La construction de la confiance en soi et de l'image de soi est très importante, et un regard parental trop sévère et trop alarmiste quant à l'évolution de leur physique pourrait perturber cette élaboration délicate.

Cependant, si vous avez des doutes ou si l'évolution de leur corpulence vous inquiète, vous pouvez facilement calculer vous-même leur IMC (p. 31) et l'évaluer à partir de la grille fille (p. 33) ou de la grille garçon (p. 34). Vous pouvez également en parler avec votre médecin habituel qui vous donnera son avis de thérapeute.

Dans tous les cas, n'oubliez pas que la rééducation alimentaire que je vous propose est à la fois préventive et curative : elle vous offre toutes les chances de mettre vos enfants à l'abri du risque de surpoids et elle les aidera à retrouver leur juste poids s'ils ont déjà accumulé des kilos excédentaires, et ce sans restrictions ni privations.

Croissance et prise de poids : les périodes à respecter

Avant d'entrer dans le vif du sujet, il est fondamental de bien comprendre comment et pourquoi les enfants grossissent. Lorsqu'il vient au monde, le bébé dispose d'une quantité de graisse qu'il a fabriquée pendant la gestation, grâce aux nutriments indispensables que lui apportait le sang de sa mère en passant à travers le placenta. On comprend déjà aisément pourquoi la manière dont la mère s'alimente pendant la grossesse peut exercer une influence directe sur l'évolution du fœtus (voir chapitre 6, p. 93).

Après sa naissance, au cours de sa première année, l'enfant fabrique beaucoup de graisse : le nombre de ses cellules graisseuses (les adipocytes) augmente. À la naissance, le corps du nouveau-né contient entre 10 et 17 % de graisse en moyenne, alors qu'à 1 an, il en renferme entre 25 et 30 %. L'image célèbre du « bébé Cadum », rose et joufflu, ne doit rien au hasard ni à l'imagination des publicitaires. Il correspond à une phase normale de l'évolution des enfants.

Ensuite, pendant une période qui varie de cinq à six ans selon les cas, l'enfant utilise ces réserves de graisse (cette énergie stockée) pour grandir, apprendre à marcher, à courir, à intégrer une multitude de gestes nouveaux. Son cerveau et son système nerveux, notamment, ont besoin d'un apport énergétique important pour terminer leur maturation. Entre 1 an et 6 ans, l'enfant grandit donc davantage qu'il ne grossit : il s'affine, ses muscles se renforcent.

Puis il entre dans une nouvelle période de prise de poids. Le nombre de ses adipocytes augmente à nouveau et certains d'entre eux se remplissent de graisse. C'est ce que l'on appelle le « rebond graisseux » (ou « adipeux »), qui se produit généralement autour de 6 ans. Tout se passe comme si l'organisme reconstituait ses stocks pour affronter une nouvelle période de grande transformation. Ce passage est très important, car lorsque le rebond graisseux se produit trop tôt, le risque de surpoids et d'obésité semble augmenter. Ce constat s'est fait *a posteriori*, lorsque les chercheurs se sont aperçus que l'immense majorité des enfants et des adolescents obèses avaient connu un rebond adipeux précoce.

Ensuite, entre 6 et 10 ans, l'enfant recommence à grandir plus qu'il ne grossit. Il s'affine à nouveau. Plus tard, à partir de 12 ans pour les filles et de 14 ans pour les garçons (parfois même plus tôt), la puberté fera subir à leurs organismes des transformations importantes, orchestrées par des bouleversements hormonaux qui feront encore évoluer leur poids et leur masse graisseuse.

Si vous observez attentivement le tableau des IMC des enfants âge par âge, vous constaterez qu'au cours des premières années, le seuil du surpoids chez les garçons est plus élevé que chez les filles. Ensuite, à partir de 10 ans, cela s'inverse : les seuils du surpoids et de l'obésité sont plus élevés chez les filles. Cela s'explique par l'approche de la puberté, au cours de laquelle la production d'hormones sexuelles féminines provoque une augmentation naturelle de la masse graisseuse. Il est donc normal que les jeunes filles s'arrondissent à l'approche de leurs premières règles. En principe, ces quelques kilos disparaissent naturellement lorsque leur cycle menstruel est bien installé. **Cependant, dans le contexte nutritionnel actuel, influencé autant par de nouveaux comportements alimentaires que par la transformation profonde des aliments courants, le flux de ces mutations physiques est parfois perturbé.** C'est pourquoi, même en l'absence de véritable problème de poids, une surveillance de l'alimentation ainsi qu'une évolution douce et progressive des habitudes nutritionnelles permettent aux adolescentes de réussir leur entrée dans l'âge adulte.

Les fluctuations hormonales de l'adolescence ont des effets différents sur les organismes des garçons. Même s'ils connaissent aujourd'hui, eux aussi, de vrais problèmes de poids, ils sont plus nombreux à avoir de l'acné, à souffrir de fatigue, à être plus angoissés, plus agressifs... En modifiant leur manière de se nourrir, toujours en douceur et sans interdits, ils peuvent plus facilement passer, comme les jeunes filles, le cap délicat de l'adolescence dans de meilleures conditions. Souvenez-vous : la nourriture crée en permanence nos corps. Savoir équilibrer ses prises alimentaires, c'est pouvoir agir en douceur sur presque tous les équilibres de notre organisme.

« Et elle n'avait jamais oublié que si vous buviez à grandes gorgées
à une bouteille portant l'inscription "poison",
il était presque assuré que cela serait nuisible tôt ou tard. »
Lewis Carroll,
Alice au pays des merveilles

3
LES ORIGINES DU SURPOIDS

Voilà pour le constat. Il faut maintenant essayer de comprendre l'origine de cette véritable épidémie de surpoids qui est en train de prendre une dimension planétaire[1]. **La première équation qui vient à l'esprit est simple : si nous grossissons, si nos enfants et nos adolescents grossissent, c'est que les populations occidentales mangent trop.** D'autant que, de décennie en décennie, nous avons de moins en moins d'activité physique par rapport à nos ancêtres. Depuis un demi-siècle, c'est cette vision « mathématique » du problème qui a prévalu : plus d'entrées (nourriture) et moins de sorties (dépenses physiques) aboutissent à une prise de poids. C'est ce que l'on appelle la « balance énergétique ». Tout le monde pensait qu'elle fonctionnait comme votre compte en banque : si vous engrangez plus que vous ne dépensez, vos économies grossissent. Si, à l'inverse, vous dépensez plus que vous ne gagnez, elles diminuent.

1. Cette observation n'est valable, bien sûr, que pour les pays dans lesquels une part importante de la population a accès à une alimentation suffisante. Et nombre de pays connaissent aujourd'hui encore, malheureusement, des problèmes de sous-alimentation. Cependant, même dans ces contrées, les couches privilégiées de la population ont tendance à délaisser la nourriture traditionnelle pour les aliments transformés tels que nous les consommons en Occident, et elles connaissent elles aussi des problèmes de surpoids et d'obésité.

Manger moins et bouger plus ?

Mais la réalité biologique et énergétique n'est pas si simple. Elle ne se plie pas aux règles mathématiques, mais aux règles humaines. Votre organisme est une machine subtile et performante, aux rouages d'une incroyable complexité. Certes, les enfants d'aujourd'hui bougent moins et passent plus de temps assis à regarder la télévision ou à jouer aux jeux vidéo. Mais cela ne suffit pas à expliquer l'augmentation du surpoids et de l'obésité. Demeure une question évidente : pourquoi leur cerveau, qui commande et règle si bien tous les équilibres du corps, ne leur donne-t-il pas tout simplement l'ordre de moins manger puisqu'ils ont moins de besoins ?

Plutôt que des réponses pertinentes à cette question fondamentale, ce sont les régimes hypocaloriques qui ont fleuri. Ils sont fondés sur la notion de calorie (kcal), l'unité de mesure du rendement énergétique des aliments. Pour calculer le nombre de calories que contient un aliment, on le fait brûler dans une sorte de chaudière, dans des conditions de pression et de température particulières, et on calcule combien de temps il met pour se consumer. Plus cette combustion dure longtemps, plus l'aliment dégage d'énergie, et donc contient de calories.

Mais il y a une limite à cette conception physico-chimique du rendement de l'alimentation, et elle est de taille : tout comme notre corps n'est pas un compte en banque, il n'est pas non plus une simple chaudière, loin de là ! Quant aux aliments, leur rôle ne se résume pas à l'énergie qu'ils nous apportent. Ils sont composés d'une multitude d'ingrédients, de nutriments, d'enzymes que notre corps utilise en fonction de ses besoins et qui « s'influencent » les uns les autres dans le cadre du métabolisme global. **Ainsi l'organisme ne fait pas le même usage de 100 calories de yaourt que de 100 calories de pain, de chocolat, d'épinards, de beurre, de viande ou d'huile d'olive.** Chaque aliment a un rôle à jouer dans notre équilibre et notre santé, et certains « se stockent » plus facilement que d'autres. La notion de calorie est aujourd'hui scientifiquement dépassée ! Ce qui compte, c'est le contenu des aliments et la façon dont nous les digérons et les assimilons. **C'est pourquoi nous avons mis au point un véritable « index de stockage » des aliments, le SLIM-data,** qui permet d'organiser les repas en fonction de la plus ou moins grande capacité de stockage (directe et indirecte) de ce que nous mettons dans nos assiettes. Le SLIM-data propose un véritable index-minceur, un reflet biologique du vivant, et non plus un index mathématique lié à la calorie.

L'autre élément invoqué par cette balance énergétique est la baisse de l'activité physique. C'est une évidence, nous bougeons moins qu'il y a un siècle. Nous faisons moins de travaux pénibles. Nous nous déplaçons en voiture au lieu de marcher ou de faire du vélo. Nous ne montons plus les étages puisque nous utilisons les ascenseurs ou les escaliers mécaniques. Comme nous vivons dans des habitations chauffées en hiver et climatisées en été, nos corps n'ont plus à s'adapter aux différences de température. **Cette baisse de l'activité physique touche aussi (et surtout !) les enfants et les adolescents.** Au lieu de grimper aux arbres et de jouer au ballon, ils préfèrent aujourd'hui les jeux virtuels qui font travailler seulement les muscles de leurs doigts agrippés aux manettes de leurs consoles, ou les séries télévisées qui les incitent à une grande passivité.

Résultat : les dépenses énergétiques ont effectivement diminué. Pour ne citer qu'un exemple, nous marchons en moyenne moins de 500 mètres par jour, alors qu'il y a un siècle, la distance quotidienne parcourue à pied était de 3,5 kilomètres en moyenne.

De ces constats croisés est née une théorie qui a la vie dure : il suffit de manger moins et de bouger plus pour inverser le processus et brûler la graisse au lieu de la stocker. Hélas, plusieurs décennies ont montré l'inefficacité patente de ce postulat, mathématiquement juste mais humainement faux. Les régimes restrictifs provoquent certes une perte de poids, mais celle-ci est presque toujours suivie d'une reprise des kilos perdus dès que l'on revient à une alimentation normale. En outre, il est aberrant de vouloir faire suivre un régime restrictif à un enfant ou à un adolescent dont l'organisme, en perpétuelle transformation, a besoin d'une foule de nutriments. L'arrivée sur le marché agro-alimentaire d'aliments allégés en sucre et en matières grasses, donc en calories, n'a rien changé à la situation, puisque les problèmes de surpoids continuent d'augmenter. La solution n'est donc pas là ! Loin s'en faut, comme nous allons le découvrir…

■ *Quel rôle a l'hérédité ?*

La tentation est grande, alors, d'invoquer une différence génétique entre ceux qui prennent du poids et ceux qui n'en prennent pas. **Certes, nous ne sommes pas tous égaux devant la balance, et certains organismes sont plus**

économes que d'autres. Mais je peux vous l'affirmer avec trente années de recul : les facteurs héréditaires ont une influence réellement limitée par rapport à l'ampleur du problème. Car les troubles du poids d'origine clairement génétique représentent moins de 1 % des cas de surpoids et d'obésité infantiles.

En dehors de ces cas pathologiques qui demandent une prise en charge médicale sérieuse et précoce, l'hérédité n'est qu'un facteur prédisposant parmi beaucoup d'autres. Les chercheurs épidémiologistes ont remarqué que les enfants ayant un parent obèse ont 40 % de risques supplémentaires de le devenir eux-mêmes. Et lorsque les deux parents sont obèses, ce facteur aggravant est doublé. Pourtant il est vraiment difficile de déterminer la part réelle de l'hérédité et celle des habitudes familiales. Si les parents ont, eux-mêmes, des problèmes de poids, c'est à cause de facteurs multiples, parmi lesquels peut-être l'hérédité. Car les habitudes, l'hygiène et les rythmes de vie, la façon de se nourrir ont une part majeure dans l'obésité des parents. Et les enfants vivant dans ce milieu familial « héritent » de ces mauvaises habitudes au quotidien !

Une récente étude[1] avance l'idée que l'obésité pourrait être une maladie « socialement transmissible », car le risque de devenir obèse augmente de 57 % si l'on a un ami obèse. Selon les chercheurs qui ont mené cette étude, le fait d'avoir un proche obèse, même ne vivant pas sous le même toit, influencerait notre vision de la normalité. On se laisserait alors plus facilement aller à prendre du poids.

Encore une fois, nous nous trouvons face à une certitude : quelle que soit l'ampleur du problème polyfactoriel

1. Publiée par le *New England Journal of Medecine*, le 26 juillet 2007.

du surpoids, l'alimentation y joue un rôle majeur. Et c'est sur cette alimentation qu'il est le plus facile d'agir.

Les effets nocifs de la télévision et de la publicité

Autrefois, les enfants mangeaient ce que leurs parents leur donnaient. Lorsque je dis « autrefois », je ne fais pas référence à des temps immémoriaux ! **Il y a seulement une cinquantaine d'années, l'alimentation familiale était orchestrée par la mère, héritière de traditions nutritionnelles le plus souvent familiales.** Les repas étaient des moments privilégiés de rencontre pendant lesquels la famille se retrouvait autour de la table. C'étaient des espaces d'échange, de convivialité et de fraternité, souvent ritualisés : chacun avait sa place à table, l'heure des repas était précise, leur composition suivait des règles... **Aujourd'hui, l'éclatement de la cellule familiale a perturbé la transmission intergénérationnelle du savoir nutritionnel.** La durée des repas a diminué, leur composition n'est plus aussi précise ni, surtout, comprise. Chacun réclame ce qui lui fait plaisir et, parfois, chacun mange de son côté, les uns devant la télévision, les autres devant leur ordinateur pendant qu'ils « chattent » avec leurs copains, ou devant leur console lorsqu'ils s'entraînent avec acharnement à passer tous les niveaux d'un nouveau jeu vidéo. Non seulement la convivialité des repas s'amenuise, mais dans de telles conditions, on ne fait plus attention à ce qu'on mange, ni en qualité ni en quantité.

S'ajoute à cela le matraquage publicitaire omniprésent. Non seulement regarder la télévision est une activité passive, qui incite nos enfants à limiter leur activité physique, mais les programmes pour enfants sont entrecoupés d'espaces publicitaires largement investis par l'industrie agro-alimentaire qui vante à loisir sucreries, friandises, gâteaux industriels bourrés de sucre ou d'édulcorant, de matières grasses, d'additifs, de parfums synthétiques, de conservateurs, de colorants... La tendance actuelle est même de faire passer pour des aliments diététiques de l'effort ou, pire, de la croissance cette nourriture vidée de toute vertu nutritionnelle !

Cette évolution a littéralement pulvérisé les habitudes qui présidaient à notre façon de se nourrir depuis des siècles. Ajoutée à la transformation profonde de la structure même des aliments (je vous en dirai davantage dans le chapitre suivant), elle est pour beaucoup dans l'explosion des problèmes d'obésité, pour les adultes comme pour les enfants et les adolescents.

■ *Les parents : responsables, mais pas coupables !*

Cette remise en cause de l'alimentation familiale ressemble à un doigt accusateur pointé vers les mères. Rassurez-vous : **il n'est pas dans mon intention de culpabiliser qui que ce soit**, surtout pas les mamans qui font le plus souvent de leur mieux, à tous les niveaux. Les femmes d'aujourd'hui vivent souvent deux existences à la fois, leur vie professionnelle et leur vie familiale. Elles font tout ce qu'elles peuvent (et souvent bien davantage !) pour assumer simultanément ces deux rôles. Leurs journées n'ont que vingt-quatre heures, comme celles de tout un chacun, et elles ont souvent bien du mal à venir à bout sereinement de leurs tâches et de leurs responsabilités multiples.

En plus, il ne peut être question de vouloir revenir en arrière pour retrouver l'équilibre alimentaire des « temps passés ». Un tel message, en décalage avec la marche du progrès et donc désocialisant, n'aurait aucune chance de rencontrer des auditeurs ! Mais il est possible, grâce à quelques règles nutritionnelles simples et faciles à adapter au quotidien, **d'apprivoiser les aliments d'aujourd'hui et d'apprendre à les associer afin de retrouver une alimentation moins perturbante, moins déséquilibrante et moins « anti-santé » pour le métabolisme de tous les membres de la famille.**

Cependant, au sein de la famille, la mère reste le plus souvent l'organisatrice centrale des courses et des repas. C'est elle qui, en règle générale, prend en main la santé et l'hygiène de vie de ceux qui vivent sous le même toit. C'est donc sur elle que repose, en grande partie, l'éducation nutritionnelle des enfants. **Je parle à dessein d'« éducation nutritionnelle », car la manière de manger fait partie de l'éducation. C'est même une part importante de ce que nous devons transmettre à nos enfants afin qu'ils deviennent des adultes responsables et en bonne santé, capables de transmettre à leur tour à leurs enfants la « bonne parole » éducative.** De même que nous leur apprenons à se laver les dents ou à faire leur toilette, à ranger leur chambre ou à faire leurs devoirs lorsqu'ils rentrent de l'école, nous devons leur apprendre à bien se nourrir afin de préserver le plus longtemps possible leur précieux « capital santé ».

La minceur n'est alors qu'un effet secondaire parmi d'autres d'une alimentation saine et équilibrée. C'est pourquoi je ne propose jamais de régime, ni aux adultes, ni aux enfants, ni aux adolescents. La notion même de régime implique une restriction quantitative (comme dans les régimes hypocaloriques) ou qualitative (comme dans les diètes protéinées) incompatibles avec les besoins des enfants et des adolescents. Et, même pour les adultes, la perte de poids consécutive à ces régimes n'est que de courte durée. Les frustrations intenses qu'ils induisent réveillent des pulsions alimentaires incoercibles, qui aboutissent à des crises de fringale dont l'ampleur est à la mesure des interdits que l'on a réussi à observer. On « craque » et, invariablement, on se sent coupable d'avoir « craqué ». On entre ainsi dans un cercle vicieux physique, psychique et émotionnel, qui peut durer des années : tous ces régimes pénibles et stressants, suivis d'épisodes boulimiques, font alterner perte et reprise de poids. Avec toujours en prime, à l'arrivée, quelques kilos de plus qu'on n'en avait à perdre au départ. **C'est le fameux « effet Yo-Yo », que connaissent bien les femmes qui ont multiplié les régimes amaigrissants.**

Il n'est donc pas dans mon intention de conseiller le moindre régime à vos enfants ! Ce serait non seulement une absurdité, mais aussi une grave erreur. D'abord, les enfants et les adolescents ont des besoins nutritionnels importants, spécifiques à chaque tranche d'âge, que je vous exposerai en détail dans les chapitres suivants. Ces besoins sont rapidement incompatibles avec la notion de régime. S'ajoutent à cela des résistances psychologiques bien compréhensibles. Comment, à 5 ans, 8 ans, 10 ans, se priver volontairement d'un aliment que l'on aime et qui fait particulièrement plaisir ? Comment, à 12 ans, 14 ans, 16 ans, ne pas profiter d'un diktat alimentaire pour s'opposer aux parents et transgresser la loi familiale pendant cette période où l'on découvre les prémices de l'autonomie ? Dans l'acte de manger se cachent une multitude de pulsions, d'émotions et de désirs secrets qui résistent à la simple interdiction.

C'est pourquoi la méthode que j'ai mise au point consiste en une modification douce des habitudes alimentaires, adaptée à la fois à ce que sont devenus nos aliments courants et à la réalité des contraintes, des modes et des plaisirs de notre époque. C'est pour cela que, **dans la méthode SLIM-data, aucun aliment n'est rigoureusement interdit. Il suffit d'associer les aliments entre eux.** C'est plus ludique, moins stressant et moins frustrant. Ce qui permet, sans effort de volonté, d'inscrire cette méthode et ses résultats dans la durée.

Mais avant de vous livrer les conseils pratiques qui vous aideront à mieux nourrir vos enfants et à mener à bien leur (ré)éducation nutritionnelle, je vous invite à plonger dans l'intimité des aliments d'aujourd'hui et dans les coulisses de notre organisme. Et ce afin de mieux comprendre ce qui se passe vraiment en nous (et en eux) chaque fois qu'une bouchée franchit le seuil de nos papilles. Car bien comprendre, c'est bien appliquer et surtout bien transmettre ! En route pour un voyage au cœur de l'alimentation, de la digestion et de l'assimilation des aliments…

4

LA MÉTHODE SLIM-DATA POUR RÉVEILLER LA MÉMOIRE MINCEUR

Chaque fois qu'une personne, enfant ou adulte, porte un aliment à sa bouche, une série de réactions en chaîne se déclenche dans son organisme. Le processus qui aboutira à l'assimilation des aliments commence même avant cette première bouchée, car l'organisme se prépare à recevoir et à gérer la nourriture dès l'instant où l'on pense à manger, où l'on regarde un plat, où l'on hume un parfum appétissant. Le corps humain est une prodigieuse machine biologique.

Nous, scientifiques, commençons à bien connaître les mécanismes complexes et subtils qui permettent au corps de tirer de la nourriture ce dont il a besoin pour fonctionner dans de bonnes conditions ; mais aussi de stocker (voire surstocker) sous forme de graisse les excédents énergétiques en vue des restrictions à venir. **Pour aider nos enfants et nos adolescents à mincir (et à rester minces) sans se priver ni subir de frustrations intenses, il faut d'abord bien comprendre l'incroyable scénario biochimique, organique et nerveux qui se joue dans les coulisses de la digestion et de l'assimilation.**

Pourquoi stockons-nous ?

Nos organismes d'aujourd'hui sont le résultat d'une incessante adaptation qui a commencé lorsque *Homo erectus* est, pour la première fois, « descendu de son arbre » pour marcher sur ses deux jambes. Et même avant ! Nos lointains ancêtres subissaient périodiquement des phases de disette au cours desquelles la nourriture se faisait rare. Leur corps (notre corps ancestral) a donc appris à stocker de l'énergie en vue de ces périodes de privation obligatoires. **Si ces stocks se font sous forme de graisse, c'est que cette matière biologique présente un excellent rapport énergie/volume : les matières grasses sont celles qui concentrent le maximum d'énergie dans le minimum d'espace.**

La graisse corporelle participe aussi à une multitude de fonctions essentielles. En plus de fournir de l'énergie en cas de besoin, elle contribue à la fabrication des hormones, elle permet de stocker certaines vitamines liposolubles (solubles dans les corps gras), comme les vitamines A, E, D, K... La graisse est indissociable de la vie ! Elle n'est donc pas un ennemi absolu à abattre, ni pour les enfants ni pour les adultes. Le corps humain a besoin d'une quantité optimale de graisse en deçà de laquelle certaines fonctions sont perturbées. La maigreur n'est pas meilleure pour la santé ! L'homme équilibré se situe toujours entre l'alpha et l'oméga, dans toutes ses constantes et ses fonctions organiques. Mais **lorsque cette graisse s'accumule dans des proportions trop importantes et pendant une durée trop**

longue, elle perturbe le fonctionnement de l'organisme. C'est pourquoi il est important de s'en défaire le plus tôt et le mieux possible.

Contrairement à ce qui a été affirmé pendant des décennies, il ne suffit pas de diminuer la quantité de nourriture pour perdre du poids de manière durable. Tous les régimes des cinquante dernières années s'expliquent par ce raccourci médical : « Tu as grossi parce que tu as trop mangé et que, bien sûr, tu manques de volonté. Pour maigrir, il te suffit de moins manger et de faire du sport ! » Cette formule est mathématiquement juste, mais biologiquement et surtout humainement fausse. En effet, elle ne tient compte ni de l'impact neuro-émotionnel de la nourriture, ni de l'évolution (je devrais dire l'« involution » !) de la qualité nutritionnelle, ni des réponses désorganisées des organes de la digestion perturbés par ces multiples transformations alimentaires.

Or, s'il est un objectif à atteindre, ce n'est pas tant de perdre des kilos que de ne pas risquer de les reprendre ! L'ère des régimes hypocaloriques est révolue et, avec elle, celle des privations à l'aveugle et des frustrations démoralisantes. Pourquoi ? Simplement parce que **le réflexe de stockage graisseux répondant aux privations excessives est très profondément inscrit dans les couches les plus archaïques de notre matière grise : le cerveau reptilien, qui gère nos instincts et nos besoins vitaux.** Lorsque quelqu'un fait subir à son corps des privations même légères ou sélectives, son cerveau mobilise tous les moyens qui sont à sa disposition pour résister à ce qu'il perçoit comme une agression biologique. Certes, il puise dans ses réserves pour faire face au besoin immédiat, mais il se prépare à reconstituer ce stock le plus rapidement possible, en vue d'une nouvelle période de privation. Dès que la personne, ayant perdu ses kilos, revient à une alimentation normale, même raisonnable et surveillée, son cerveau ordonne à son corps de stocker plus activement en vue d'une prochaine agression.

Des régimes inefficaces et nocifs

En effet, notre cerveau ancestral, ce fameux cerveau reptilien, n'a pas accès au cerveau de la pensée consciente et de la réflexion. Il ne fait donc aucune différence entre une privation liée à un régime que la personne s'impose volontairement et une disette qui touche tout un peuple comme c'était le cas dans les périodes reculées. Dans les deux cas, il perçoit cela comme un manque de nourriture menaçant, et déclenche dans l'organisme des réactions métaboliques qui permettront, lorsque la personne aura de nouveau accès à la nourriture, de surmétaboliser les premiers repas et de stocker davantage pour reconstituer les réserves graisseuses perdues. Cette « programmation métabolique » explique la perception étrange qu'ont certaines personnes lorsqu'elles arrêtent un régime : « Ce n'est pas croyable, disent-elles, j'ai fait deux semaines de régime, et il a suffi de deux jours pour que je reprenne tout ce que j'avais perdu ! » Il ne s'agit pas d'une vue de l'esprit, mais bien d'un phénomène rebond de surmétabolisme qui provoque un surstockage immédiat afin de reconstruire les réserves énergétiques. La reprise du poids perdu est donc inéluctable. C'est pour cette raison que **les régimes restrictifs ne donnent pas de résultats à long terme dans plus de 95 % des cas !**

La pulsion de vie, cet instinct de conservation qui a permis à notre espèce de perdurer jusqu'à aujourd'hui, est la plus forte ! La volonté la plus farouche ne peut pas lutter contre elle à long terme. Certaines personnes ayant une volonté de fer peuvent s'astreindre à des restrictions alimentaires sur de très longs termes. Mais cet effort intense pour s'opposer au diktat de la nourriture épuise en eux la production de certains neurotransmetteurs précieux, comme la sérotonine et la dopamine. Lorsque ces personnes arrivent au bout de leur régime, elles parviennent aussi au bout de leurs réserves nerveuses.

Celles et ceux qui arrivent à maintenir ainsi un « juste poids » finissent, au bout de quelques mois, par plonger dans une subdépression (ou une dépression) occasionnée par cet épuisement nerveux. Une « volonté de fer » n'est donc pas un gage de succès mais un véritable piège. Cet état d'esprit, qui tourne parfois à l'entêtement voire à l'obsession, finit par remettre en cause l'équilibre et la santé, ce qui pose des problèmes bien plus importants que ceux occasionnés par le surpoids initial. Si les adultes sont incapables de venir à bout de leurs kilos excédentaires grâce à leur volonté, imaginez ce qu'il en est des enfants ! Vouloir imposer un régime à un enfant ou à un adolescent est voué à l'échec, inutile et même dangereux (surtout en le culpabilisant), car toute carence nutritionnelle peut avoir des répercussions rapides sur leur organisme en plein développement.

Les vrais chemins de la minceur doivent donc emprunter un autre itinéraire : celui de la rééducation métabolique. Nos organismes sont déboussolés par ce que sont devenus les aliments aujourd'hui, raffinés et industrialisés à l'extrême (je vous en parle plus en détail p. 57), et par la perte des règles ancestrales d'équilibre alimentaire. Cela a lentement mais inexorablement perturbé les mécanismes profonds de notre métabolisme, contribuant à l'explosion de la prise de poids. Il faut donc modifier notre façon de manger et celle de nos enfants, en douceur, sans exclure complètement aucun aliment et sans limiter les quantités absorbées de manière obsessionnelle, afin de rééquilibrer le métabolisme et de retrouver naturellement son juste poids.

■ *Se rééquilibrer au lieu de se priver*

Nous avons tous une idée de notre poids idéal, celui que nous aimerions avoir en permanence. Ce poids est surtout lié à l'image que nous avons de nous-mêmes et à nos références en matière d'esthétique. C'est la même chose en ce qui concerne nos enfants : nous projetons sur eux des critères esthétiques plus ou moins justes.

Pourtant, notre poids idéal est inscrit au cœur même de nos cellules. Ce poids n'est pas celui de nos rêves, c'est celui qui correspond à notre organisme lorsqu'il est en pleine vitalité. Rassurez-vous : la distance n'est jamais très grande entre ce juste poids naturel et le poids que nous dictent nos fantasmes, du moins tant qu'on ne souffre pas d'une trop grande altération de l'image de soi, ce qui est encore peu répandu, même si la tendance est à l'augmentation de ce type de trouble.

La rééducation métabolique que je propose a pour but de réveiller cette mémoire minceur, endormie au cœur de nos cellules graisseuses. En dehors de maladies génétiques et métaboliques rares, les bébés ne naissent pas gros. L'excès de poids s'accumule au cours des années qui suivent. En rééduquant le métabolisme par l'alimentation, on réveille naturellement le souvenir de ce juste poids.

Il n'est pas nécessaire pour cela de faire preuve d'une grande force de volonté, ni de vouloir l'imposer à vos enfants et à vos adolescents. Une saine curiosité suffit ! La volonté ne peut rien contre les ordres d'un cerveau désorienté par les transformations inéluctables qu'ont subies les aliments. **À vouloir lutter contre son propre corps avec sa volonté, on risque surtout d'ouvrir la porte à la culpabilité, voire à la subdépression** : on tient tant qu'on peut, puis on craque ; on se reproche d'avoir craqué et on se sent coupable. Pour se protéger contre cette culpabilité douloureuse, on se console à coups d'aliments sucrés, car c'est la première saveur qui nous a rassurés et calmés avant même notre venue au monde.

Les enfants, plus encore que les adultes, peuvent être la proie d'une culpabilité douloureuse. **Ils désirent, le plus souvent, faire plaisir à leurs parents, et tout particulièrement à leur mère. Si celle-ci tente de leur imposer des règles alimentaires trop strictes, ils peuvent s'efforcer de les suivre mais, n'y parvenant pas, ils se reprochent cette « trahison » plus amèrement encore que les adultes.** Et ils sont entraînés dans un tourbillon de rétorsion qui les éloigne de l'équilibre alimentaire, seul capable d'améliorer leur état. C'est la porte ouverte à beaucoup de « petites névroses » qui risquent de s'aggraver à l'adolescence. C'est pourquoi il vaut mieux s'attacher à les éduquer en douceur et à les accompagner sur la voie d'une alimentation plus saine.

Dans tous les cas, les privations et les restrictions alimentaires ne font qu'amplifier le problème, autant sur le plan physique que psychologique. À l'inverse, le fait d'apprendre à apprivoiser les « aliments d'aujourd'hui » de manière ludique permet de se défaire de l'obsession de mincir et de faire mincir ses enfants. **La perte de poids n'est plus alors un but en soi, elle devient une conséquence bénéfique, parmi d'autres, du rééquilibrage métabolique global de notre digestion et de notre assimilation.**

L'inéluctable évolution des aliments

Je vous l'ai déjà dit : notre nourriture a plus changé en cinquante ans qu'en cinquante siècles, et cette transformation des aliments est au cœur de l'explosion du surpoids.

Depuis des millénaires, la façon dont les humains se nourrissent n'a pas cessé d'évoluer. D'abord friands de ce que leur apportaient la chasse, la pêche et la cueillette, nos ancêtres ont peu à peu appris à cultiver fruits, légumes et céréales, à élever le bétail... Au fil des siècles, ils ont appris à manipuler certains aliments pour les rendre plus digestes et plus facilement consommables. Prenez l'exemple du pain : dans son état d'origine, le blé brut contient des substances très difficiles à métaboliser, comme certaines fibres, certains hydrates de carbone, les phytates... Peu à peu, par tâtonnements successifs (et sans doute aidés par quelques coups de pouce du hasard !), nos ancêtres ont découvert le levain naturel, qui fait gonfler la pâte et transforme ces substances agressives pour les rendre digestes, assimilables et plus nutritives. Ainsi est né le pain, aliment central des sociétés européennes depuis de nombreux siècles. Sur d'autres continents, des processus empiriques du même type ont donné naissance à d'autres aliments. C'est le cas, en Orient, avec tous les dérivés du soja.

Lorsque les transports maritimes se sont développés, les populations ont pu échanger ce qui faisait la base de leur nourriture. C'est ainsi que la pomme de terre ou la tomate ont fait leur apparition dans la vieille Europe, venant d'autres continents. **Mais jamais, jusqu'à la seconde moitié du XXe siècle, la transformation n'avait touché à la nature profonde même des aliments, à leur structure moléculaire propre. C'est un élément capital de notre constat scientifique.**

Aujourd'hui, c'est la force des échanges économiques internationaux qui fait loi. Les marchandises doivent être faciles à stocker, à conserver, à transporter... Et pour cela il a fallu apprendre à les raffiner, les « stabiliser », les « maîtriser » biologiquement et chimiquement. Plus une substance contient de composants différents, plus elle est difficile à stabiliser. **Pour pouvoir transporter les aliments d'un bout à l'autre du monde, il a donc fallu en simplifier la composition et parfois même la structure.** C'est le but du raffinage. Un simple exemple : dans la farine de blé complète, il y a près de soixante substances différentes. Une fois cette farine raffinée, il n'en reste plus qu'une poignée. Le raffinage élimine la majeure partie des vitamines, des minéraux, mais aussi des fibres ou des levures naturelles... À l'arrivée, les procédés industriels de raffinage produisent une farine blanche très facile à conserver (avec l'aide de quelques additifs chimiques !) mais débarrassée de la majeure partie de ses nutriments.

Le ravage ne s'arrête pas là. Le plus grave, au-delà des carences nutritionnelles qui ne représentent que la partie visible de l'iceberg, c'est la transformation de certains hydrates de carbone. Certains aliments glucidiques très raffinés et industrialisés (biscottes, pain blanc industriel, céréales sucrées pour le petit déjeuner...) contiennent des glucides structurellement proches du sucre pur, alors même qu'ils ne possèdent pas la saveur sucrée qui pourrait nous alerter. Cela provoque, nous le verrons un peu plus loin, des dérèglements puis des dégâts métaboliques considérables.

Il faut ajouter à cela la quantité considérable d'additifs que contiennent les aliments industrialisés, et dont la moitié à peine a fait l'objet d'études sérieuses de non-toxicité : colorants, conservateurs, agents de texture, agents de saveur, exhausteurs de goût... Tous ces ingrédients perturbent la digestion et l'assimilation, augmentant encore le risque de stockage graisseux[1].

Tout cela contribue à conférer à certains aliments modernes un très fort « pouvoir de stockage ». Je vais vous expliquer, dans les pages qui suivent, comment connaître la force de stockage des aliments, de manière à pouvoir en limiter l'impact. **Car il n'est pas question d'éliminer de votre alimentation, ni surtout de celle de vos enfants, tous les aliments modernes et industrialisés.** Un tel retour en arrière n'aurait aucune chance de produire un quelconque effet bénéfique ! Nous ne pouvons pas faire fi du temps qui passe. Nous pouvons encore moins désocialiser nos enfants, les couper du monde dans lequel vivent leurs copains en leur imposant de se nourrir de la même manière que leurs arrière-grands-parents ! **Mais nous pouvons leur apprendre à associer les aliments grâce à quelques petites règles futées, de manière à faire baisser leur force de stockage globale.**

1. C'est ce que l'on appelle le « surstockage graisseux par pollution cellulaire », révélé par de nombreuses études scientifiques.

La difficile tâche du pancréas

Un de nos plus précieux organes est au centre de l'explosion des problèmes de poids : le pancréas. Il se trouve que c'est aussi l'un des plus fragiles et des plus facilement irritables. On ne parle pas souvent de lui en dehors des pathologies susceptibles de l'atteindre, comme le diabète. Pourtant, **le pancréas est responsable d'un mécanisme essentiel, qui influence à la fois la prise et la perte de poids : la régulation du sucre dans le sang sous l'autorité de l'insuline.**

Notre organisme est un grand consommateur de glucose (le sucre sous sa forme moléculaire la plus simple). Notre sang transporte en permanence une quantité donnée de glucose. Si celle-ci baisse trop, nous ressentons de la fatigue, des vertiges qui peuvent aller jusqu'à la perte de conscience : c'est la crise d'hypoglycémie. Si, à l'inverse, le taux de sucre sanguin augmente trop, des troubles plus graves peuvent apparaître, touchant notamment les yeux ou le cerveau : c'est la crise d'hyperglycémie. Lorsque l'hyperglycémie est récurrente, on parle de diabète[1].

Le pancréas est l'organe chargé de gérer cet équilibre délicat. Il sécrète entre autres une hormone majeure, l'insuline, qui régule le taux de sucre sanguin. Lorsque nous mangeons, les aliments sont digérés, fractionnés en petites unités directement utilisables par le corps : les acides

1. Le diabète est une maladie métabolique grave, en constante augmentation dans les sociétés occidentales, qui demande une prise en charge médicale sérieuse. Il ne constitue pas le sujet de ce livre, même si la méthode SLIM-data est favorable à l'équilibre de toutes les personnes ayant des problèmes de pancréas.

aminés, les acides gras essentiels, les vitamines, les minéraux... et le glucose. Une fois arrivés dans l'intestin, ces nutriments passent dans le sang, qui les distribue dans tout l'organisme. Lorsque le glucose est ainsi déversé dans le sang, une partie est immédiatement mise de côté en vue de la consommation des heures à venir. Ce stockage rapide se fait dans le foie et dans les muscles, sous forme de glycogène (l'unité « stockée » de glucose). Si, à l'issue de cette première opération, il reste encore du sucre dans le sang, le pancréas sécrète une dose d'insuline qui va être chargée de débarrasser notre liquide vital de ce glucose excédentaire. Pour ce faire, l'insuline ordonne à l'organisme de transformer ce glucose en acides gras pour les stocker dans les cellules graisseuses, sous forme de triglycérides (l'unité « stockée » des graisses et des sucres excédentaires).

Une fois entreposée dans les adipocytes, la graisse n'en sortira que si le corps en a vraiment besoin. Face à une baisse d'énergie, l'organisme commence par utiliser le stock le plus facilement disponible, le glycogène. Puis le cerveau déclenche la sensation de faim. Contrairement à ce que l'on a longtemps cru, on n'a pas faim parce que notre estomac est vide, mais surtout parce que notre cerveau manque de sucre ! Enfin, si le manque de glucose persiste, l'organisme ira puiser dans les réserves graisseuses. D'autres hormones, dont l'adrénaline, vont ordonner aux cellules graisseuses de déstocker un peu de leur contenu. Cette graisse sera ensuite retransformée en glucose utilisable par les cellules. À ce stade encore, l'insuline intervient en freinant le déstockage de la graisse.

Cette hormone majeure est donc la grande gardienne de toutes nos réserves graisseuses, car elle entend bien ne pas laisser l'organisme gaspiller ce qu'elle a si patiemment économisé. L'insuline est le « chef d'orchestre » des sucres et des graisses. Toute irritation du pancréas se traduit par un dérèglement rapide du métabolisme global du sucre, ce qui conduit progressivement au surpoids.

Qu'en est-il des fausses faims ?

Revenons aux aliments modernes, industrialisés, raffinés et bourrés d'additifs. Comme je vous l'ai expliqué plus haut, le raffinage a tendance à simplifier à l'excès la composition des glucides. Les différentes opérations qui rendent les aliments plus aisément stockables rapprochent la structure de leurs glucides de celle du glucose pur. Même si l'on ne mange pas d'aliments à saveur sucrée, la quantité de glucose qui passe dans le sang à travers la barrière intestinale, au cours de la digestion, est beaucoup plus rapidement élevée lorsqu'on consomme des aliments raffinés. Le pancréas est donc sollicité plus souvent et de manière plus violente, ce qui finit par l'irriter et le perturber.

Nos habitudes alimentaires ont également évolué. Nos repas sont moins copieux, moins complets, et nous avons tendance à grignoter au cours de la journée. Nombre de ces en-cas sollicitent le pancréas. Celui-ci est encore plus rapidement irrité par cette surstimulation. Ses sécrétions deviennent légèrement anarchiques. Il déverse dans le sang des flux d'insuline inadaptés et souvent trop importants, qui font trop baisser le taux de sucre sanguin à la fin de la digestion, provoquant une mini-crise d'hypoglycémie. **Face à ce qu'il considère comme un manque, le cerveau déclenche (impose !) une sensation de faim, pour répondre à ce qu'il croit être un manque de carburant. Bien qu'elle ne corresponde pas à un véritable besoin du corps, cette « fausse**

faim » entraîne une prise alimentaire inutile. Le taux de sucre dans le sang augmente à nouveau, provoquant une nouvelle décharge inadaptée d'insuline. Et ainsi de suite...

Toute cette nourriture, réclamée par le cerveau mais dont le corps n'a pas besoin, est emmagasinée d'autant plus facilement que la présence d'insuline incite le corps au stockage et freine le déstockage. Pire : si la prise alimentaire est riche à la fois en glucides et en matières grasses, la décharge insulinique facilite en même temps le stockage des acides gras alimentaires qui, en l'absence de cette sécrétion excessive, auraient été utilisés par les cellules.

Les fausses faims, provoquées par les mini-crises d'hypoglycémie qu'entraîne notre alimentation industrialisée, font ainsi inexorablement le lit du surpoids. Vouloir les maîtriser par la seule force de la volonté est un leurre, car aucune volonté au monde ne peut résister aux ordres du cerveau, quand bien même ces ordres sont erronés !

Le centre de la satiété déboussolé

Au-delà de ces prises alimentaires inutiles, excessives et anarchiques, l'insuline exerce aussi une influence indirecte sur la satiété. **Nous possédons, dans le cerveau, un centre chargé de nous prévenir lorsque nous avons suffisamment mangé pour couvrir nos besoins immédiats**[1]**.**

1. Ce centre fait intervenir plusieurs zones neuronales situées au sein de l'hypothalamus. De nombreux neurotransmetteurs sont mis en jeu dans son contrôle et ses rétrocontrôles, du cerveau vers le système digestif et du système digestif vers le cerveau.

Ce centre de la satiété se régule sous le contrôle des neurohormones cérébrales, comme la sérotonine ou la dopamine. Ainsi, tout comme la sensation de faim nous pousse à manger lorsque notre corps a besoin de carburant, la sensation de satiété nous incite à arrêter de manger lorsque nous avons ingéré suffisamment de nourriture, sans pour autant nous sentir repus.

Mais l'insuline, lorsqu'elle est sécrétée en excès et de manière anarchique, provoque des mini-crises d'hypoglycémie à répétition qui, conséquence de la « souffrance cérébrale » liée à ce manque de glucose passager, interagissent avec les hormones cérébrales et « sidèrent » le centre de la satiété. **Non seulement nous mangeons sans en avoir réellement besoin sous l'effet des fausses faims, mais nous ne recevons plus le message du centre de la satiété. Nous mangeons donc plus souvent qu'il ne faudrait, mais aussi en quantité bien trop importante.**

Il vous est certainement déjà arrivé de sortir de table et, un quart d'heure après, de vous sentir lourd et de vous reprocher d'avoir trop mangé ? Ne vous reprochez rien ! Vous avez effectivement trop mangé, mais seulement parce que votre centre de la satiété ne vous a pas envoyé à temps le message vous incitant à arrêter d'ingérer de la nourriture. On estime qu'après une décharge insulinique anarchique, le centre de la satiété reste « bloqué » pendant 30 à 40 minutes. Or, aujourd'hui, la durée moyenne d'un repas se situe au-dessous de 30 minutes ! Si vous commencez votre repas en grignotant des aliments qui provoquent une sécrétion d'insuline immédiate, comme par exemple des petits gâteaux salés accompagnés d'un verre d'apéritif, votre centre de la satiété sera perturbé pendant 30 à 40 minutes, le temps pour vous d'arriver à la fin du repas sans avoir reçu le message. « Surbouffe » assurée, avec à la clé quelques kilos solidement stockés !

De la même manière, les enfants et les adolescents que l'on voit grignoter devant la télé pendant des heures (le plus souvent des aliments gras et sucrés !) sont l'objet d'abord de fausses faims, et ensuite d'un blocage temporaire de leur centre de la satiété. Il ne sert à rien de les réprimander ni de leur reprocher leur laisser-aller ! **Ils sont, eux aussi, soumis aux ordres erronés de leur cerveau et au blocage de leur centre de la satiété. Mieux vaut leur suggérer de réorganiser leur manière de manger, sans leur interdire totalement les aliments gras et sucrés qu'ils affectionnent, mais en leur apprenant à les associer à d'autres aliments.** Ainsi ils échapperont petit à petit aux fausses faims et leur centre de la satiété recommencera à fonctionner normalement. Peu à peu, ils se limiteront ainsi d'eux-mêmes, car leur cerveau recommencera à leur donner des ordres cohérents.

■ *Un nouvel index : le SLIM-data*

Nous voilà donc devant un constat alarmant : la nourriture actuelle et les nouveaux comportements alimentaires perturbent profondément notre façon de digérer et d'assimiler les aliments, en incitant l'organisme à réclamer de la nourriture inutile, en perturbant les messages de la satiété, en amplifiant le stockage graisseux et en freinant le déstockage. La volonté ne peut rien contre ces dérèglements métaboliques. Des dérèglements qui exercent une influence néfaste sur le poids, mais aussi sur la vitalité, le sommeil, la concentration, la résistance au stress...

Ce n'est pourtant pas un scénario catastrophe ! **Il existe une solution simple à ce problème, qui ne passe pas par la restriction alimentaire, ni quantitative ni qualitative. C'est donc une solution que l'on peut facilement proposer aux enfants et aux adolescents.**

Comme je vous l'ai dit, les aliments possèdent un « index minceur », qui indique leur force de stockage. Cet index, le SLIM-data, a été établi à la suite de longues études de formulation biologique[1] qui prennent en compte à la fois :

– leur index glycémique (la quantité d'insuline qu'ils exigent pour être digérés) ;

– leur index enzymatique (la qualité de certaines enzymes nécessaires à leur digestion et à leur assimilation) ;

– et, dans une toute petite mesure, leur index calorique qui n'est que secondaire dans le calcul.

Le terme « SLIM-data » est l'abréviation de *Slimness with the Lowest Index of Metabolism*, ce qui signifie « mincir grâce à l'utilisation des index métaboliques les plus faibles ». Cet index est exprimé avec des valeurs allant de 0 à 100, 100 étant l'index le plus élevé, celui qui correspond aux aliments ayant la force de stockage la plus élevée (le glucose pur et l'alcool pur).

Vous trouverez dans le chapitre suivant une liste des aliments les plus courants avec leur SLIM-data. Le but de la méthode : apprendre à associer ces aliments au cours du même repas, de manière à faire baisser le SLIM-data global de la prise alimentaire. C'est le « secret » de cette méthode : on peut jongler, modifier, modeler tous les SLIM-data juste en les « recombinant ».

En effet, si vous mangez un aliment de SLIM-data très élevé, par exemple du riz blanc très cuit, associé à un ali-

1. Études publiées dans les Entretiens de Bichat 2007 sur l'index SLIM-data (hôpital de la Pitié-Salpêtrière, Paris).

ment ayant un SLIM-data très faible, par exemple du poisson cuit au four avec des courgettes et des tomates, le tout cuisiné avec peu de matières grasses, vous obtiendrez un plat ayant un SLIM-data moyen, donc acceptable.

Si votre enfant a envie de manger, à l'heure du goûter, une barre chocolatée qui a un SLIM-data élevé, il suffit qu'il l'associe à un aliment ayant un SLIM-data faible, par exemple un yaourt, pour que son goûter ait un SLIM-data moyen qui l'empêchera de surstocker.

Pour vous faciliter la tâche, j'ai remplacé les chiffres des SLIM-data par un classement en quatre couleurs :

- D'abord, les aliments verts (SLIM-data bas) que l'on peut consommer librement, sans aucune contrainte.
- Ensuite, les aliments orange (SLIM-data moyen), que l'on peut consommer couramment, mais qu'il vaut mieux associer régulièrement à des aliments verts.
- Puis les aliments rouges (SLIM-data élevé), qu'il faut obligatoirement associer à des aliments verts, ou au minimum orange.
- Enfin, les aliments violets. Ce ne sont pas seulement des aliments anti-minceur, mais des aliments anti-santé, ce qui est pire ! Cette liste succincte contient quelques aliments qui, au-delà de leur très fort pouvoir de stockage, sont **néfastes pour la santé**. Ils ne sont pas interdits, mais il vaut mieux les consommer le moins souvent possible, uniquement lorsqu'on en éprouve un très fort désir. Pour les enfants et les adolescents, cela peut aller jusqu'à une à deux fois par semaine au maximum. Mais il faut toujours les associer à des aliments verts pour limiter leur impact négatif sur le métabolisme, les « enrober » avec ruse pour les « masquer » au pancréas.

Voilà pour le principe général. Comme vous le voyez, **il n'est pas question d'interdire à vos enfants de consommer**

les aliments qui leur font plaisir mais, dans un premier temps, de leur apprendre à les apprivoiser et à faire baisser leur force de stockage en les associant à d'autres aliments. Ensuite, vous pourrez leur proposer des alternatives qui les aideront à développer une attirance pour d'autres aliments, moins néfastes pour leur santé et pour leur ligne.

Pour perdre du poids… ou pour ne pas en prendre

Mais avant d'entrer dans les détails pratiques, j'ai encore certaines choses à vous dire. Le terrible constat auquel nous conduit l'observation attentive de l'alimentation actuelle dépasse largement l'épidémie de surpoids chez les enfants des sociétés occidentales. Tous les organismes ne réagissent pas de la même manière aux altérations diverses que subissent les aliments industrialisés. Certains métabolismes manifestent immédiatement leur déséquilibre par l'accumulation de kilos superflus. D'autres subissent ces désordres en silence. Mais ce silence peut néanmoins cacher le cri muet de certains organes qui vont, peu à peu, se dérégler et s'affaiblir. **Dans tous les cas, excès de poids ou pas, à moins de vivre en marge du monde actuel et d'échapper complètement à l'évolution actuelle de la nourriture et des comportements alimentaires, tout le monde en subit peu ou prou l'influence affaiblissante et délétère.**

C'est pourquoi, que vos enfants et vos adolescents aient ou non des problèmes de poids, je ne saurais trop vous conseiller de leur apprendre à apprivoiser les aliments grâce au grand tableau des SLIM-data des aliments. S'ils ont des kilos superflus, ils les perdront naturellement, sans efforts, et retrouveront leur juste poids sans privations ni frustrations. S'ils n'ont pas de surpoids, vous les aiderez à prévenir tout risque grâce à des habitudes nutritionnelles plus saines. Enfin, vous les aiderez à échapper à ce que les médecins qualifient de « maladies du siècle » : fatigue, troubles du sommeil, difficultés de mémoire et de concentration, nervosité, angoisse... Sans parler du « syndrome métabolique » qui guette les personnes atteintes de surpoids à l'âge adulte, et qui associe les problèmes cardiovasculaires, le diabète, les troubles rénaux ou ostéo-articulaires...

En suivant les conseils simples que je vous expose en détail dans les chapitres suivants, vous pourrez modifier, immédiatement mais en douceur, la composition des repas. Et ce, sans vous priver du plaisir de cuisiner et sans que votre petite famille ait l'impression d'être mise au régime. Je vous emmènerai un peu plus loin dans l'acquisition des réflexes santé de l'alimentation idéale, âge par âge. Et même avant la naissance de l'enfant, dès sa conception. Vous pourrez ainsi compléter cette rééducation métabolique par une éducation nutritionnelle. **Si vos enfants, quel que soit leur âge, comprennent les raisons pour lesquelles vous transformez en douceur leur alimentation, sans privations ni frustrations, ils s'adapteront peu à peu à ces nouvelles habitudes. Et lorsqu'ils en sentiront les effets bénéfiques sur leur organisme, lorsqu'ils se sentiront non seulement plus minces, mais aussi plus calmes, plus toniques, de meilleure humeur, plus appréciés de leurs amis, ils vous en remercieront... pour la vie !**

5
LA MÉTHODE SLIM-DATA EN PRATIQUE

Voilà maintenant le secret de cette méthode. Si vous avez bien compris les explications des chapitres précédents, vous savez qu'il tient en quelques mots : **il suffit de contrôler le SLIM-data global des repas pour que toute la famille évite la surbouffe, le surstockage et tous les désagréments qui en découlent**. Pour cela, vous allez faire connaissance avec le SLIM-data des aliments (en douceur, avec facilité et de façon ludique) puis vous allez apprendre à les associer et à les cuisiner de manière à respecter le métabolisme de tous les membres de la famille.

Dans la mesure où cette nouvelle manière de manger va réveiller le centre de la satiété de vos enfants, **vous n'avez pas à surveiller les quantités d'aliments** qu'ils absorbent (dans la limite du raisonnable, bien sûr !). Tout naturellement, ils recommenceront progressivement à entendre les messages que leur envoient leur corps et leur cerveau pour leur signifier qu'ils ont suffisamment mangé pour couvrir les besoins réels de leur corps (et non les besoins pollués par les fausses faims).

Comment cuisiner et organiser les repas

Vous allez donc puiser dans le grand tableau des SLIM-data des aliments, et les associer en suivant cette première directive toute simple : **au cours du même repas, il faut éviter de ne manger que des aliments rouges et orange.**

En règle générale, essayez de leur proposer :

– des aliments verts et des aliments orange, seuls ou associés ;

– ou des aliments verts et des aliments rouges, obligatoirement associés.

Évitez de leur préparer des repas dans lesquels les aliments verts sont absents, sauf de manière exceptionnelle (une ou deux fois par semaine).

Cela suffira à faire baisser le SLIM-data global de leurs repas sans qu'ils s'en aperçoivent.

Passé la petite enfance, une fois terminée la période de diversification alimentaire, **les repas des enfants et des adolescents (comme ceux des adultes) doivent être composés le plus souvent possible de trois « unités alimentaires ».** Ce terme désigne soit un aliment nature ou préparé (une crudité assaisonnée à la sauce légère, une viande grillée, un poisson cuit au four…), soit un plat cuisiné (des pâtes à la carbonara, du risotto aux fruits de mer…).

Deuxième directive simple : **chaque repas doit inclure une dose de protéines, soit sous forme d'un aliment principal protéiné (viande, poisson, volaille, etc., indiqué dans les tableaux par le sigle [P]), soit sous forme de deux aliments secondaires protéinés (1 yaourt ou 1 œuf intégré à un**

plat par exemple, indiqués dans les tableaux sous le signe [1/2 P]). Les protéines construisent en permanence le corps et remplacent les cellules usagées de tous les organes.

Je vous donnerai des conseils plus spécifiques, adaptés aux besoins de chaque tranche d'âge, dans les chapitres qui leur sont consacrés.

Dans le grand tableau des SLIM-data des aliments, vous constaterez que figurent également des plats cuisinés. Ces plats ont un SLIM-data que l'on calcule tout simplement à partir des ingrédients qui ont servi à les cuisiner. La combinaison des SLIM-data suit les règles de la moyenne arithmétique telle que l'apprennent les écoliers (à quantité d'aliments à peu près égale) : un aliment vert (poisson vapeur) plus un aliment rouge (riz blanc très cuit) donnent un plat orange.

Un plat préparé avec des aliments verts reste vert à condition qu'il soit cuisiné avec peu de matières grasses ou de sucres : 1 cuil. à café d'huile ou de beurre cru, ou 3 cuil. à café rases de crème fraîche par personne. Cela suffit pour préparer des légumes à l'étouffée, des plats de pâtes, du riz aux légumes, des poissons ou des viandes au four... Si vous intégrez à vos préparations un aliment orange en petite quantité, votre plat reste vert.

Ce que l'on peut ajouter en petite quantité sans changer le SLIM-data du plat

- huile : 1 cuil. à café rase
- beurre : 1 cuil. à café rase
- mayonnaise : 2 cuil. à café rases
- crème fraîche : 3 cuil. à café rases
- sucre brun : 3 cuil. à café rases
- miel : 1 cuil. à café rase

Si un aliment orange devient l'ingrédient principal de votre plat, celui-ci sera orange. Il en est de même si vous cuisinez des aliments verts avec davantage de matières grasses.

Enfin, **si votre plat est préparé à partir d'un aliment rouge, ou s'il contient plusieurs ingrédients rouges, il sera lui-même rouge.** Il faudra donc obligatoirement l'associer à des aliments (ou à des plats) verts au cours du même repas.

Au fil des chapitres, je vous proposerai à titre d'exemple des recettes appartenant à chaque couleur, ainsi que des menus types adaptés à chaque tranche d'âge. Vous pourrez ensuite adapter ces exemples à vos habitudes culinaires. L'essentiel restant, bien sûr, de contrôler le SLIM-data global des repas.

Ces nouveaux gestes nutritionnels s'adoptent rapidement, autant par celui qui cuisine que par celui qui mange. Ils deviendront alors de véritables réflexes minceur... et aussi des réflexes santé !

Les meilleurs modes de cuisson

Certains modes de cuisson sont à éviter : non seulement ils font grimper le SLIM-data des aliments ainsi cuisinés, mais ils endommagent les nutriments essentiels qui les composent (vitamines, minéraux, acides aminés, acides gras essentiels...). C'est pourquoi **il faut toujours éviter les grandes fritures et les cuissons à très haute température.**

Préférez la cuisson à la vapeur, au four tiède (papillotes, gratins légers...) ou à l'étouffée. Vous pouvez ainsi cuisiner des plats de légumes, de viande, de poisson, auxquels vous pourrez associer ensuite des pâtes, du riz...

Troisième directive importante : essayez de ne pas faire cuire trop longtemps les aliments à forte teneur glucidique : les pâtes, le riz, les pommes de terre, mais aussi les carottes, les betteraves... Les pâtes cuites *al dente* ont un SLIM-data beaucoup plus faible que les mêmes pâtes très cuites. La cuisson rend les glucides plus disponibles pour le métabolisme, ce qui fait grimper leur SLIM-data. C'est pour cette raison qu'un aliment glucidique très cuit provoque un flux d'insuline plus important que le même aliment cru ou peu cuit (la pomme ou la carotte par exemple).

De la même manière, **un aliment glucidique très cuit et mixé en purée possède un SLIM-data plus élevé que le même aliment très cuit, mais conservé en morceaux (parfois du simple au double !), comme la compote de pommes.**

Voici quelques exemples :

- Le riz complet ou semi-complet cuit *al dente* est un aliment orange (à la limite du vert), alors que le riz blanc très cuit devient un aliment rouge (à la limite du violet). S'il s'agit d'un riz précuit, ayant subi des traitements industriels, il possède un SLIM-data encore plus élevé.
- Les carottes crues, râpées, appartiennent à la catégorie des aliments verts. Mais les carottes cuites sont orange et, si elles sont mixées en purée, elles deviennent rouges. Et pourtant, les calories apportées par les carottes restent identiques ! Ce qui démontre une fois encore, s'il en était besoin, la limite des régimes hypocaloriques.

De manière simple, **évitez les aliments précuits, car ils ont toujours un SLIM-data plus élevé,** et ne mettez pas systématiquement des pommes de terre et des carottes dans vos soupes et vos purées.

Un conseil pratique : le temps est toujours ce dont manquent les parents. Et le fait de cuisiner pour les enfants prend du temps. Si vous voulez maîtriser facilement le SLIM-data de leurs repas (et des vôtres !) quand vous manquez de temps, **tournez-vous vers les aliments en conserve et surtout surgelés non cuisinés.** On trouve dans les rayons de produits surgelés des légumes déjà épluchés, et coupés en dés ou en lamelles, que l'on peut faire cuire sans les faire décongeler d'abord. C'est un gain de temps considérable ! On trouve même des légumes bio sous cette forme. On trouve aussi des potages et des purées de légumes non assaisonnés, qui peuvent facilement servir de base à toutes les préparations culinaires de votre choix. Les poissons et les crustacés surgelés sont également très pratiques. Côté conserves, vous pouvez utiliser les haricots verts, petits pois, pois chiches, haricots blancs, lentilles, tomates pelées... **Tout cela vous fera gagner du temps et vous permettra de cuisiner rapidement, tout en maîtrisant le SLIM-data des plats et des repas de la famille.** L'essentiel est que ces produits ne contiennent pas d'additifs chimiques (colorants, conservateurs, agents de texture et de saveur...). C'est pourquoi il faut fuir les plats surgelés ou en conserve tout préparés. Ils contiennent tous des additifs chimiques, plus, en général, des matières grasses de mauvaise qualité.

La cantine et le goûter

Impossible de parler de l'alimentation des enfants sans aborder deux points souvent délicats : la cantine et le goûter. La grande majorité des enfants scolarisés mangent à la cantine. Impossible, alors, de leur imposer une conduite nutritionnelle. **Mieux vaut leur expliquer, dès qu'ils sont en âge de le comprendre, comment fonctionne leur métabolisme (je vous donnerai quelques pistes simplifiées pour vous aider), et être particulièrement attentif à la composition des repas du soir et du week-end.** Vous pouvez cependant leur conseiller de ne pas demander à être resservis, surtout en ce qui concerne les desserts.

Reste le délicat problème du goûter. C'est un repas (une prise alimentaire) très important pour les enfants. Le problème vient du fait qu'ils ont tendance à manger uniquement des aliments sucrés en milieu d'après-midi, souvent industrialisés : céréales, biscuits, viennoiseries, barres chocolatées... **Sans leur interdire ces aliments, vous pouvez simplement ajouter à leur goûter un aliment ayant un SLIM-data plus faible** (un yaourt, un fromage blanc, une portion de tomme de Savoie, un petit bol de fruits appartenant à la catégorie verte...) afin de faire baisser le SLIM-data global du goûter. Puis, vous pouvez peu à peu leur proposer des alternatives en leur préparant par exemple un gâteau de riz ou un flan maison, peu sucré, accompagné d'un jus de fruit frais. Vous pouvez aussi leur proposer des aliments salés : fromage frais étalé sur du pain semi-complet au levain, jambon blanc... Beaucoup d'enfants apprécient, pour peu qu'on le leur fasse découvrir.

■ *Ces aliments qui font débat*

Les produits laitiers

Les laitages et les produits laitiers jouissent d'une « aura » de santé, liée sans doute à la couleur virginale du lait qui renvoie aux grands symboles de la médecine (blouse de l'infirmière, ordonnance du médecin...). Il est vrai que les laitages, traditionnellement appréciés du grand public, ont une richesse en protéines exceptionnelle.

Le lait nature, en tant qu'aliment de base, est réservé aux enfants jusqu'à l'âge de 7 ans. Dans de nombreux pays européens (globalement au sud de la Belgique), la lactase nécessaire à la transformation et à l'assimilation du lactose disparaît dans le tube digestif à partir de 7-8 ans (il réapparaît parfois vers 65 ans). Au-delà de cet âge, je propose donc plutôt des laitages lactofermentés, comme le yaourt ou le fromage blanc. Ces produits ont toujours eu une bonne cote au niveau des régimes. On se souvient de ces femmes qui mangeaient des kilos de fromage blanc chaque jour, comme unique aliment. Là encore, c'est l'excès qui transforme le « bon » aliment en « mauvais » aliment.

Je suis favorable à la consommation de produits laitiers chez les enfants qui grandissent, même si, contrairement à la croyance populaire, le calcium du lait est difficilement assimilé... Beaucoup de Suisses, grands consommateurs de lait, sont d'ailleurs fortement déminéralisés. Le calcium le plus facilement assimilable se trouve dans les légumes verts (courgettes, haricots verts, salades...).

Ma préférence va au yaourt nature, entier. Les laitages

frais « light » sont une absurdité, car le pourcentage réel de matières grasses (sur la matière totale) est de l'ordre de 2 % seulement. Un très bon yaourt entier n'a pas plus d'incidence sur la prise de poids qu'un yaourt « light ».

Actuellement, de nombreuses écoles internationales de diététique soulignent le fait que les yaourts pris seuls peuvent avoir un impact assez fort sur le pancréas, avec un équivalent d'index glycémique élevé (bizarrement car c'est essentiellement un aliment protéique). Cette constatation scientifique, tout à fait valide, répond à des raisons biologiques complexes. **Mais cet effet pervers s'atténue et disparaît presque complètement si le yaourt est associé par exemple à des fruits ou à des céréales complètes.**

Le yaourt entier et le fromage blanc entier s'intègrent, de plus, facilement aux en-cas des jeunes enfants. Quelques en-cas parfaits : yaourt et compote ; yaourt, fruits cuits et fruits crus ; fromage blanc et pain…

Quant aux fromages à pâte dure (gruyère, beaumont, comté...), je reste très réservé car ce sont des aliments excellents au niveau gustatif mais très lourds à digérer à cause de leur forte concentration en graisse.

Pour les enfants, préférez donc le lait coupé d'eau de la naissance jusqu'à 7 ans. Ne donnez plus de lait entier à partir de l'âge de 8 ans, à cause de la disparition des lactases. Préférez des yaourts entiers, que vous associerez à des fruits ou à du pain au levain. Vous pouvez aussi essayer d'introduire les yaourts salés ou les fromages blancs salés, comme le font les Grecs et les Indiens. Méfiez-vous, pour les enfants en bas âge, des fromage gras et fermentés en excès (camembert, roquefort, munster...), déséquilibrants pour la nutrition minceur et la nutrition santé.

Le gluten

Des associations de plus en plus nombreuses se regroupent pour essayer de faire face à la montée des allergies alimentaires chez les enfants, et notamment l'intolérance au gluten. Le sujet est très vaste. Si j'en crois mon expérience, toutes ces allergies sont liées, et pour beaucoup créées par des associations alimentaires désastreuses, entraînant des fermentations intestinales qui développent, avec les années, le terrain de nombreuses allergies. **Toutes les personnes qui mangent régulièrement (même de manière modérée) des laitages, des cacahuètes, des produits dérivés du soja ou des aliments très raffinés, chimiques et riches en conservateurs, développent plus facilement des allergies, notamment au gluten.**

Il ne faut pas oublier que le gluten est l'élément protéique du blé, et qu'il est donc essentiel pour le développement et la croissance des enfants dans le monde occidental. Néanmoins, certains enfants développent des allergies à des aliments contenant des quantités importantes de gluten, ou même enrichies en gluten, car le pain ayant perdu nombre de ses éléments essentiels (fibres, minéraux, vitamines…) la digestion du gluten devient beaucoup plus complexe. Beaucoup d'allergies au gluten sont des allergies secondaires à une mauvaise hygiène alimentaire. Elles sont renforcées par des produits très riches en gluten (pâtisseries industrielles, pain industriel…). Alors que les mêmes aliments fabriqués de façon traditionnelle avec de la farine complète, semi-complète et du levain, n'entraînent aucune allergie.

Face à une allergie alimentaire chez un enfant, votre première réaction doit être de réduire les aliments allergisants, mais surtout de transformer l'hygiène alimentaire de votre enfant pour qu'il retrouve une digestion et une flore bactérienne digestive saines.

La viande rouge

La viande rouge a été pendant des siècles une « quête » de santé, de vitalité et de développement harmonieux de l'enfant dans toutes les campagnes pauvres et les pays en voie de développement. C'est cette vision alimentaire qui a justifié la création des premiers fast-foods américains, dont le but était de mettre la viande à la portée des plus pauvres. **Il en est de la viande rouge comme de tous les autres aliments : un produit excellent pour la santé devient mauvais s'il est absorbé en excès.** C'est valable aussi bien pour les légumes ou les fruits, que pour le caviar, le chocolat... ou la viande rouge.

Au-delà d'un gramme de protéine par kilo de poids chez les adultes, la viande rouge provoque un afflux protéinique trop important et surtout, un afflux de graisses saturées très préjudiciable à la santé cardiovasculaire.

En revanche, si vos convictions idéologiques (végétarisme, respect de la vie animale...) ne s'opposent pas à la consommation de viande (l'homme a été créé omnivore et a de nombreuses possibilités alimentaires), je vous conseille de donner à votre enfant de la viande rouge deux à trois fois par semaine pendant sa croissance. Vous pouvez aussi, s'il l'apprécie, lui donner du foie de veau ou de génisse, très riche en nutriments essentiels pour la croissance de l'enfant. Mais ne lui proposez pas de viande rouge chaque jour, et surtout consommez-la à midi et pas le soir.

Choisissez toujours de la viande rouge de qualité, bio si possible, cuite de préférence saignante ou à point, deux à trois fois par semaine au repas du midi. C'est un atout de santé et de bonne construction du corps.

Le soja

J'ai, exceptionnellement, une position très tranchée : je suis fondamentalement contre la consommation de dérivés de soja chez les jeunes enfants pour plusieurs raisons. Certes, le soja est riche en protéines, mais ces protéines ne sont pas assimilables directement par l'organisme car, comme toutes les protéines végétales, elles sont incomplètes. Il faudrait donc associer le soja à un autre aliment protéiné pour obtenir tous les acides aminés nécessaires à la synthèse des protéines. Le soja ne contient pas de graisses saturées (les yaourts à 0 % non plus !), mais il ne contient presque pas non plus de graisses insaturées essentielles, ce qui est bien dommage pour l'équilibre nutritionnel des adultes et le développement cérébral des nouveau-nés. De plus, la digestion du soja et des dérivés de soja est très difficile. **Enfin, dans les laits de soja, on trouve des substances qui ne sont pas favorables au développement de l'enfant, notamment des résidus de phytohormones féminines, qui imprègnent les organismes des petits garçons comme des petites filles et qui ne sont bonnes ni pour les uns ni pour les autres.** Dans ces circonstances, vous pouvez imaginer ce que je pense des produits à base de soja utilisés comme substituts du lait maternel ou du lait de vache pour les bébés et les jeunes enfants ayant une vraie intolérance au lait de la mère (ce qui est rare) ou aux laits maternisés couramment commercialisés. Encore une fois, je ne recommanderai jamais assez aux jeunes mamans d'oser allaiter.

Tous ces arguments font que le lait et les yaourts de soja (appellations frauduleuses car ce sont des gélifications de lait de soja par des algues, et non des produits lactofermentés) sont, à mon sens, totalement contre-indiqués jusqu'à l'adolescence.

Le tofu, qui est réellement du soja fermenté, ne provoque pas les mêmes difficultés de digestion et d'assimilation. Vous pouvez le donner à vos enfants à partir du début de l'adolescence (vers 13 ans). Vous pouvez mélanger le tofu à des légumes, du poisson, d'autres céréales, des soupes... C'est un ingrédient culinaire agréable, tout à fait compatible avec la santé et la minceur. Il en est de même du *miso* ou de la sauce de soja, qui permettent d'assaisonner les plats. Je ne suis pas contre ces utilisations traditionnelles du soja à partir de l'adolescence. Mais je suis résolument contre la mode du lait de soja et des yaourts de soja. Leur seul intérêt est d'être pauvres en cholestérol. Mais ils sont également pauvres en assimilation protéique, ce qui est bien plus dommageable que le cholestérol contenu dans les vrais yaourts ! Le « lait de soja » n'a rien à voir avec du lait. On le prépare en faisant tremper des graines de soja dans de l'eau, puis en faisant cuire le tout et en le mixant pour obtenir un liquide épais et opaque. Boire du lait de soja non fermenté, non transformé, entraîne chez la majorité des Européens ballonnements, mauvaise digestion, mauvaise haleine, troubles intestinaux (diarrhée ou constipation)...

Les produits enrichis en nutriments

J'ai une position très modérée sur ces produits, que l'on appelle « alicaments » ou « aliments santé ». Nombre de ces produits ont de vraies vertus, qui ont été démontrées. Ils peuvent être intégrés dans l'alimentation.

Je désire seulement mettre en garde contre un emploi systématique de ces produits, et même de certains aliments naturels réputés très riches en vitamines. L'orange, par exemple, est bourrée de vitamine C. Certains de mes patients avaient l'habitude de commencer leur journée avec une orange pressée, puis mangeaient une orange deux ou trois fois par jour. D'abord, ils avaient un sommeil perturbé parce que l'orange du soir ne favorise pas l'endormissement. Ensuite, ils avaient rapidement des colites et des irritations parce que la fonction acide de l'orange, et la fine peau très fibreuse qui entoure les quartiers, provoquent des irritations digestives. Choisir ainsi un aliment, quel qu'il soit, et en faire un leitmotiv quotidien sous prétexte de sa richesse minérale ou vitaminique est une sottise !

Il est vrai qu'à notre époque, l'agriculture intensive et les contraintes du transport ont transformé de nombreux aliments, qui se sont appauvris en éléments essentiels (fibres, vitamines, minéraux).

Le plus efficace reste pourtant de manger équilibré avant tout ; et de surveiller les associations alimentaires de manière à ménager son pancréas et son tube digestif, afin de mieux assimiler la nourriture. Ensuite, pour répondre à ce constat d'époque, vous pouvez acheter, en pharmacie, un complément vitaminique d'une marque reconnue en respectant les apports journaliers recommandés ou AJR (il en existe pour adultes et pour enfants). Cela suffit pour que les enfants restent en bonne santé et n'aient pas de carences.

À partir de 7 ans, je suis très favorable à l'ajout dans les yaourts d'une cuillerée à café rase par jour de son d'avoine ou de son micronisé de blé, pour maintenir un bon transit. Car de nombreux adolescents (notamment les jeunes filles après les premières règles) souffrent de constipation chronique et opiniâtre. Pour moi, c'est un premier acte de nutrition santé et de nutrition minceur !

Le grand tableau des SLIM-data des aliments et des plats cuisinés

Voici maintenant le tableau complet des aliments, classés selon leur couleur :

- Ceux qui appartiennent à la **zone verte** ont un pouvoir de stockage faible et peuvent être consommés librement.
- Ceux de la **zone orange** ont un pouvoir de stockage assez faible ou moyen et peuvent être consommés couramment, mais le plus souvent associés à des aliments de la zone verte.
- Ceux de la **zone rouge** ont un pouvoir de stockage assez fort et doivent toujours être associés à des aliments de la zone verte afin de faire baisser le pouvoir de stockage global du repas.
- Enfin, les aliments appartenant à la **zone violette** sont à éviter le plus souvent possible, car ils sont néfastes pour la minceur, mais surtout pour la santé.

Voilà, c'est aussi simple que cela. À vous de « jouer » !

En puisant largement dans cette liste, vous pourrez préparer à vos enfants et à vos adolescents des repas équilibrés, sains, nutritifs, mais au pouvoir de stockage limité. Petit à petit, vous leur donnerez l'habitude de se nourrir de manière plus saine, ce qui aura des répercussions directes sur leur poids, mais aussi sur leur humeur et leur vitalité.

Sachez-le dès maintenant : mieux ils se sentiront, plus ils aimeront « jouer » eux-mêmes avec cette méthode. Les enfants sont encore branchés sur une « intuition du bon, du beau et du vrai », même en matière de santé. Mon expérience me le montre chaque jour. Alors soyez concerné(e) par l'impact de l'alimentation sur leur santé et leur minceur et ayez confiance en eux, en vous et… en cette méthode !

À la fin de chaque chapitre consacré à une tranche d'âge spécifique, je vous proposerai un rappel des aliments couramment consommés par les enfants de cet âge, classés par repas.

ZONE VERTE

Force de stockage faible

À consommer librement

Légumes
Ail
Artichaut (cru ou cuit)
Asperge (crue ou cuite)
Aubergine cuite
Blette cuite
Brocoli (cru ou cuit)
Carotte crue
Céleri
Champignon (cru ou cuit)
Chou (cru ou cuit)
Chou de Bruxelles
Chou-fleur (cru ou cuit)
Concombre
Courgette
Cresson
Échalote crue
Endive (crue ou cuite)
Épinard
Fenouil
Germe de soja (cru ou cuit)
Haricot vert frais
Haricot beurre
Haricot coco plat
Navet (cru ou cuit)
Oignon cru
Oseille
Poireau
Poivron (rouge, jaune ou vert, cru ou cuit)
Pousse de bambou
Radis (rose ou noir)
Salade verte
Salsifis
Tomate
Topinambour

Fruits frais
Airelle
Cerise
Citron
Clémentine
Coing
Kiwi
Litchi
Mandarine
Orange
Pamplemousse
Tangerine

Fruits secs
Amande
Noisette
Noix

Céréales
Seigle en grains
Son d'avoine
Son de blé

Légumineuses et féculents
Tofu de soja P
Haricot rouge

Laitages
Fromage blanc nature P
Fromages frais (chèvre, brebis, vache) P
Lait de brebis P
Lait de chèvre P
Lait de vache écrémé P
Petit suisse P
Yaourt aux fruits P
Yaourt de brebis P
Yaourt nature P

Poissons et crustacés
Caviar P
Coquille Saint-Jacques P
Crabe P
Crevette P
Écrevisse P
Encornet P
Homard P
Huître P
Langouste P
Langoustine P
Moule P
Œufs de poisson P (caviar, œufs de saumon, œufs de lump...)
Palourde P

Poissons blancs (colin, flétan, sole...) P
Poissons gras (thon, maquereau, hareng, anguille, saumon frais...) P
Poissons semi-gras (sardine, mulet, anchois frais, rouget...) P
Poulpe P
Praire P
Surimi P

Viande et œufs
Autruche P
Lapin P
Œuf à la coque P
Toutes les viandes rouges (agneau, bœuf, canard, cheval, mouton...)
Viande blanche (veau) P
Volailles (poulet, pintade, caille...) P

Aliments en conserve
Cœur de palmier
Crabe au naturel P
Crevette au naturel P
Haricot vert
Thon au naturel P

Matières grasses
Aucune

Condiments et aromates
Blanc d'œuf P
Gélatine
Pickles
Piment
Toutes les herbes aromatiques fraîches (basilic, coriandre, ciboulette, aneth...)

Desserts
Aucun

Boissons
Thé et tisane sans sucre
Toutes les eaux minérales plates

Plats cuisinés
Bouillabaisse
Crudités variées assaisonnées à la sauce légère
Macédoine de légumes
Poisson blanc vapeur P
Salade mélangée assaisonnée à la sauce légère
Salades assaisonnées à la vinaigrette légère
Soupe de légumes verts (sans carotte ni pomme de terre)

ZONE ORANGE

Force de stockage moyenne

À consommer librement, mais généralement associés à des aliments de la zone verte

Légumes
Avocat
Betterave cuite
Carotte cuite
Choucroute (le chou uniquement)
Échalote cuite
Fève fraîche crue
Gombo
Oignon cuit
Panais
Petit pois frais
Pois gourmand

Fruits frais
Ananas
Banane à peine mûre
Brugnon
Cassis
Fraise
Framboise
Fruit de la passion
Goyave
Grenade
Groseille
Kaki
Kumquat
Mangue
Melon
Mirabelle
Mûre
Myrtille
Nectarine
Nèfle
Papaye
Pastèque
Pêche
Poire
Pomme crue
Prune
Raisin
Rhubarbe

Fruits secs
Pignon
Pistache
Raisin sec
Noix (de cajou, de Pécan, du Brésil)

Céréales
Boulghour
Céréales de petit déjeuner sans sucre ni matière grasse (de type All-Bran)
Couscous (la graine seule sans garniture)
Farines (de blé, de froment, de sarrasin)
Flocons d'épeautre
Orge
Pain au levain (semi-complet ou complet)
Pain au son
Pain aux céréales
Pain de campagne au levain
Pain de seigle
Pâtes à la farine complète, *al dente*
Pâtes alimentaires, *al dente*
Riz complet (riz brun)
Seigle
Semoule de blé fine

Légumineuses et féculents
Fève cuite (fraîche ou sèche)
Flageolet (frais ou sec)
Haricot blanc
Igname
Lentille
Pois chiche (frais ou sec)

Laitages
Fromages à pâte cuite **P**
Fromage blanc aux fruits ou aromatisé **P**
Lait de vache demi-écrémé **P**

Poissons et crustacés
Œufs de saumon **P**
Œufs de truite **P**
Poisson pané **P**

Viandes et œufs
Abats (foie, cœur, tripes, langue, ris de veau, rognons...) **P**

Andouillette P
Boudin blanc P
Foie gras d'oie ou de canard P
Gibier (biche, cerf, sanglier...) P
Jambon blanc dégraissé P
Œuf dur P

Conserves
Choucroute garnie (avec peu de charcuterie) P
Flageolet
Maïs
Maquereau au vin blanc P
Petit pois
Pois chiche
Sardine à la tomate P
Thon à la tomate P

Matières grasses (1re pression à froid)
Huile d'olive crue
Huile de tournesol crue
Huile de sésame crue
Huile de carthame crue

Condiments et aromates
Bouillon de viande en tablettes (sans glutamate)
Cornichon et légume au vinaigre
Moutarde
Olive verte
Préparation pour bouillon de poisson (sans glutamate)
Sauce de soja naturelle
Vanille en gousse

Desserts
Crêpe nature
Gâteau de riz maison (très légèrement sucré au sucre complet ou au fructose) P
Gaufre nature
Glace au yaourt
Milk-shake aux fruits et non sucré
Sorbet

Boisson
Café sans sucre
Eau minérale aromatisée sans sucre
Eau minérale gazeuse
Jus d'orange frais
Jus de légumes
Jus de tomate
Vin rouge de qualité (un verre coupé d'eau par repas)

Plats cuisinés
Cannellonis
Chich kebab
Compote de pomme (sans sucre)
Döner kebab
Galette de blé
Guacamole
Hachis parmentier
Moussaka
Pan bagnat
Panini bœuf aux oignons
Panini poulet mozzarella
Panini tomate mozzarella
Pâtes al dente aux petits légumes
Poisson pané aux épinards frais P
Ratatouille
Rouleau de printemps
Sandwich poulet crudités
Sandwich thon crudités
Taboulé
Tacos
Tortillas

ZONE ROUGE

Force de stockage assez forte

À toujours associer avec des aliments de la zone verte

Légumes
Carotte en purée
Citrouille cuite
Courge cuite
Potiron cuit
Purée de légumes
Soupe de légumes avec pommes de terre

Fruits frais
Abricot
Banane mûre
Châtaigne
Figue
Pomme cuite

Fruits secs
Abricot sec
Cacahuète
Datte
Figue sèche
Pâte d'amande
Pruneau

Céréales
Biscotte complète
Biscuit apéritif
Blé précuit
Couscous précuit
Crackers complets
Feuille de brick cuite au four
Feuille de brick frite
Feuille de riz (pour les rouleaux de printemps crus)
Feuille de riz frite (pour les nems)
Flocons d'avoine
Galette de riz soufflé
Gressin
Muesli
Pain azyme
Pain blanc
Pain brioché artisanal
Pain brioché industriel
Pain de campagne à la levure
Pain de mie blanc
Pain de mie complet
Pain polaire
Polenta (à la semoule, à la farine de maïs ou à la farine de châtaigne)
Riz blanc
Viennoiserie artisanale

Légumineuses et féculents
Millet
Patate douce
Pois cassé
Pomme de terre cuite à l'eau
Pomme de terre en purée
Pomme de terre frite

Laitages
Fromages fermentés (camembert, bleu...) **P**
Fromage fondu à tartiner **P**
Fromage fondu pour croque-monsieur ou hamburger **P**
Lait de vache entier **P**

Poissons et crustacés
Tarama **P**

Viandes et œufs
Bacon **P**
Jambon cru **P**
Merguez **P**
Œuf brouillé **P**
Œuf frit au plat **P**
Pâté et terrine **P**
Porc **P**
Rillettes **P**
Saucisse de Francfort artisanale **P**
Saucisse de Strasbourg artisanale **P**
Saucisse **P**
Saucisson **P**

Conserves
Cassoulet **P**
Fruit au sirop
Hareng à l'huile **P**
Haricot blanc
Haricot blanc à la tomate
Lentille
Poisson fumé (saumon, truite...) **P**
Sardine à l'huile **P**

Tapenade
Thon à l'huile P

Matières grasses
Beurre frais
Crème fraîche
Graisse d'oie ou de canard
Graisse de palme
Huile d'arachide
Huile de maïs
Huile de pépin de raisin
Mayonnaise industrielle
Mayonnaise maison

Condiments et aromates
Chapelure
Ketchup de qualité (sans additifs)
Moutarde aromatisée sucrée
Olive noire
Tablette de bouillon de viande avec glutamate
Vin rouge et vin blanc (1/2 verre, cuit, pour préparer un plat)
Vinaigre

Desserts
Barre chocolatée
Beignet maison
Brownie
Cake au fruits
Chocolat au lait
Chocolat noir
Confiture
Crème brûlée
Crème chantilly
Crème de marron
Crème dessert industrielle
Crème dessert maison (légèrement sucrée au sucre complet ou au fructose) P
Crêpe au sucre ou à la confiture
Flan industriel P
Flanc maison (légèrement sucré au sucre complet ou au fructose) P
Gâteau de riz maison
Gaufre à la chantilly
Gaufre au sucre ou à la confiture
Glace au lait
Loukoum
Madeleine aux œufs
Miel
Milk-shake industriel
Muffin
Nutella
Pain d'épices
Pâte chocolatée
Pâtisserie maison (à la farine complète, légèrement sucrée au sucre complet ou au fructose)
Pâtisserie industrielle
Sirop d'érable
Sucre roux
Sucre complet (cassonade)
Tiramisù

Boissons
Alcools de grains secs (whisky, vodka)
Café sucré
Champagne
Chocolat instantané préparé à l'eau
Chocolat instantané préparé au lait
Eau minérale aromatisée très sucrée
Jus de fruit frais
Jus de fruit industriel
Soda light
Soda sucré
Thé et tisane sucrés
Vin rouge et vin blanc de qualité

Plats cuisinés
Bricks à l'œuf (cuits à l'huile) P
Carottes sautées à l'ail et au persil
Cassoulet (recette traditionnelle) P
Choucroute garnie (recette traditionnelle, avec charcuterie) P
Choucroute garnie (recette traditionnelle, mais peu de charcuterie) P
Croque-monsieur
Gratin dauphinois
Hot-dog P
Nem frit
Panini chèvre lardons P
Panini jambon emmental P
Panini trois fromages P
Pâtes al dente à la carbonara (recette traditionnelle) P
Petits fours salés
Purée de carottes
Purée de pommes de terre au fromage blanc et au son d'avoine
Quiche lorraine (recette traditionnelle) P
Raviolis
Salade de fruits exotiques (bananes, mangues, papayes...)
Sandwich au saucisson ou au pâté P
Sandwich chèvre bacon
Sandwich jambon beurre
Soufflé au fromage
Soupe au potimarron

ZONE VIOLETTE

Force de stockage très forte

À éviter (pas plus de 2 fois par mois)

Fruits secs
Cacahuète
Amande fumée et salée

Céréales
Baguette blanche industrielle
Biscotte blanche
Biscuit salé et fumé chimiquement
Céréales sucrées, raffinées, industrielles de petit déjeuner
Corn-flakes sucrés
Crackers blancs
Pâte à cuisson rapide
Petit pain suédois
Riz blanc précuit
Riz soufflé
Viennoiserie industrielle

Légumineuses et féculents
Chips
Chips aromatisées
Chips fumées

Viandes et œufs
Charcuterie industrielle [P]
Saucisse de Francfort industrielle [P]
Saucisse de Strasbourg industrielle [P]

Matières grasses
Beurre de cacahuète

Aromates et condiments
Tablette de bouillon chimique
Ketchup
Sauce soja (avec conservateurs et additifs)
Sauce industrielle avec conservateurs, colorants, sucre et glutamate

Desserts
Bonbon industriel chimique
Gâteau industriel
Sucre blanc

Boissons
Alcool de fruit
Apéritif
Bière
Liqueur
Sirop de fruits
Soda et cola
Vin cuit

Plats cuisinés
Petit four sucré

Ce qu'il faut retenir

• Cette méthode repose sur des index minceur (SLIM-data), attribués à chaque aliment, plat ou repas.
• Plus le SLIM-data d'un repas est faible, plus ce qui a été absorbé favorise la minceur et l'équilibre durable du corps.
• Les aliments de la zone verte sont ceux qui ont le SLIM-data le plus faible.
• Les aliments de la zone orange ont un SLIM-data moyen.
• Les aliments de la zone rouge ont un SLIM-data plus élevé.
• Les aliments de la zone violette sont à éviter car ils sont anti-minceur et anti-santé.
• Vous trouverez dans cet ouvrage un tableau résumé, détachable, que vous pourrez emporter partout avec vous.

6
L'ALIMENTATION SANTÉ-MINCEUR DE LA FUTURE MAMAN

Le meilleur moyen de ne pas avoir de problèmes de poids à l'âge adulte, c'est d'adopter une alimentation saine, respectant les SLIM-data (garants de nos équilibres organiques internes), dès la toute petite enfance. L'influence délétère de l'alimentation moderne sur les équilibres métaboliques commence même avant la naissance, *in utero*, car la façon dont la mère se nourrit agit sur le développement et la croissance de l'enfant en son sein. Il faut ajouter à cela une dimension trop souvent passée sous silence : **les éventuels problèmes de poids de la mère, et son fonctionnement métabolique avant et pendant la gestation, influencent également le développement de son futur bébé**. C'est pourquoi, lorsqu'on décide d'avoir un enfant, il est bon d'adopter dès que possible une alimentation qui respecte les SLIM-data afin de rééquilibrer son métabolisme avant même la conception.

■ *Préparer le terrain avant la grossesse*

Aujourd'hui, les moyens de contraception permettent de planifier confortablement la venue au monde d'un bébé.

C'est une chance, car cela offre aux parents l'opportunité de choisir le moment idéal pour cette grossesse. La future maman peut en profiter pour préparer son corps à recevoir le petit être qui va grandir en son sein pendant neuf mois. Car, comme l'écrivait déjà Fontenelle au début du XVIIIe siècle : « Le plus grand secret pour le bonheur, c'est d'être bien avec soi. »

L'excès de poids tout autant que la maigreur (nous le répéterons souvent dans cet ouvrage) sont préjudiciables à la maternité. Un poids trop faible tout comme une obésité avérée peuvent nuire à la fécondité. Le simple surpoids, même s'il pose moins de problèmes, amplifie certains risques pendant la grossesse : troubles veineux, problèmes de statique vertébrale et lombaire en fin de grossesse, hausse de la tension artérielle, diabète gestationnel (qui débute pendant la grossesse et peut perdurer après)… **Mieux vaut donc perdre les kilos superflus avant la conception.** Ou, plus exactement, retrouver son juste poids ! Car c'est l'une des grandes forces de cette méthode minceur : en reprogrammant les organes et les centres nerveux de la digestion, il « recale » notre ordinateur central (le centre de la satiété) et cellulaire (la mémoire minceur), sur le poids idéal du corps, celui qui correspond à notre optimum de vitalité physique et psychique.

Les régimes restrictifs ou dissociés (hypocaloriques, hyperprotéinés…) sont encore plus préjudiciables avant une grossesse qu'en temps normal. Ils entraînent des carences et des déséquilibres métaboliques qui risquent d'en perturber le déroulement harmonieux. C'est pourquoi **l'idéal est d'observer, pendant les semaines voire les trois mois qui précèdent la conception, une alimentation dont les SLIM-data sont équilibrés.** Une telle alimentation suffit à produire une rééducation des organes digestifs majeurs (pancréas, foie, tube digestif et voies neurodigestives), capable de préparer le terrain pour la grossesse de manière optimale : le centre de la satiété est rééquilibré, tout comme le fonctionnement du pancréas (voir chapitre 4, p. 59) ; les fausses faims disparaissent, en même temps que les coups de fatigue dus aux mini-crises d'hypoglycémie.

Il suffit pour cela de consulter le grand tableau des SLIM-data des aliments (voir p. 83 et suiv.) et de suivre des conseils très simples :

- Essayez de vous abstenir de consommer les aliments appartenant à la catégorie violette, car non seulement ils sont anti-minceur, mais ils sont néfastes pour l'organisme. Ils le sont encore davantage lorsqu'on se prépare pour une grossesse.
- Évitez de manger uniquement des aliments de la catégorie rouge au cours du même repas, sauf de manière exceptionnelle (une à deux fois par semaine).
- Vous pouvez transformer ces aliments rouges en aliments orange, simplement en les associant à des aliments verts.
- Les combinaisons idéales au cours du même repas pour perdre du poids sans contraintes ni frustrations :
  - D'abord, pendant une dizaine de jours, organisez vos repas autour de trois aliments verts, ou un aliment orange et deux aliments verts. Ce qui vous laisse un large choix d'aliments goûteux, contrairement aux traditionnelles classifications caloriques.
  - Puis, pendant une dizaine de jours, vous pouvez organiser vos repas autour de deux aliments orange et un aliment vert.
  - Enfin, vous pouvez intégrer les aliments rouges, en les associant d'abord à deux aliments verts, puis à un aliment orange et un aliment vert.

Une telle alimentation vous permettra de perdre très facilement quelques kilos sans vous priver, sans restreindre les quantités de nourriture que vous absorbez et, surtout, sans risquer de carencer votre organisme. Votre métabolisme ainsi rééquilibré fournira à votre bébé tous les nutriments (et tous les équilibres) dont il aura besoin dès les tout premiers instants de sa conception.

■ *Mangez deux fois mieux pendant neuf mois*

Pendant les neuf mois qui séparent la fécondation de la naissance, le bébé est nourri par le sang maternel. C'est ce liquide vital qui, après avoir traversé la barrière du placenta, apporte au fœtus en gestation l'oxygène, mais aussi tous les nutriments indispensables à sa croissance. L'hygiène de vie de la femme enceinte est donc très importante, et tout particulièrement la façon dont elle s'alimente. **Une mauvaise hygiène alimentaire de la mère fait courir au fœtus des risques quant à son développement à court et moyen terme, faisant le lit de maladies métaboliques qui peuvent apparaître plus tard, même à l'âge adulte.**

La façon de s'alimenter est donc primordiale pendant la grossesse, car **la future maman est appelée à prendre du poids. C'est bien normal ! Mais le nombre de kilos varie largement d'une femme à l'autre.** Une chose est sûre : ce n'est pas la période idéale pour songer à perdre les kilos superflus. En revanche, vous pouvez veiller à ne pas accumuler trop de kilos inutiles en surveillant les SLIM-data des aliments qui composent vos repas, sans vous restreindre sur la quantité ni sur la variété de ce que vous mangez (en gardant bon sens et juste milieu, bien sûr).

La prise de poids de la grossesse

Les kilos que l'on prend au cours d'une grossesse ont plusieurs origines. D'abord, le bébé lui-même qui pèse en fin de grossesse entre 2,8 kg et 4,2 kg, la moyenne se situant autour de 3,8 kg. S'ajoutent à cela le poids du placenta (environ 500 g) et le poids de l'utérus lui-même qui grossit considérablement au fil des semaines pour contenir le fœtus en gestation. Le volume des liquides est également modifié : augmentation du volume sanguin, rétention naturelle d'eau dans les tissus... Cela peut représenter jusqu'à 6 litres de liquide supplémentaire. Enfin, **le métabolisme maternel est programmé pour stocker un supplément de graisse destiné à faire face aux dépenses énergétiques de la grossesse et de l'accouchement.**

En règle générale, les femmes très minces, voire maigres, grossissent davantage que les autres car elles ont besoin de constituer de toutes pièces ce stock graisseux indispensable à l'épanouissement du fœtus. Celles qui sont déjà rondes n'ont pas besoin de ces réserves supplémentaires, ce qui leur permet de prendre moins de poids (en dehors de toute pathologie ou de tout déséquilibre alimentaire grave). On estime qu'une prise de poids normale se situe entre 7 kg pour une femme en surpoids sérieux ou obèse, et 15 kg pour une femme maigre, la moyenne étant de 10 à 12 kg.

Quel que soit votre poids au début de la grossesse, je vous demande ardemment de suivre une règle fondamentale : n'essayez pas de perdre du poids pendant toute

la durée de votre grossesse ! Ce n'est pas le moment de chercher à mincir. Certaines femmes peuvent se délester spontanément de quelques kilos pendant les trois premiers mois, surtout si elles souffrent de nausées et de vomissements, mais elles les reprennent rapidement dès que ces troubles cessent. En revanche, **il est possible, et même largement conseillé, de contrôler harmonieusement la prise de poids, autant pour éviter une charge pondérale supplémentaire trop importante que pour protéger le fœtus contre d'éventuels dérèglements métaboliques maternels (pré-diabète, diabète, hypertension...) qui pourraient perturber son évolution.**

Et cela peut simplement passer, encore une fois, par le contrôle des SLIM-data des aliments qui composent les repas. Sans restrictions ni frustrations, le fait de faire baisser le SLIM-data global des prises alimentaires (en surveillant l'association des aliments en fonction de leur couleur) permet de supprimer les fausses faims, de réveiller le centre de la satiété et d'harmoniser le fonctionnement du pancréas (ce qui s'avère très précieux dans les grossesses à risque de diabète ou de pré-diabète). Ce sont autant de réglages métaboliques qui feront du bien à la fois à la future maman et à son bébé.

Les bouleversements métaboliques de la grossesse

Pendant les neuf mois que dure la gestation, le corps de la future maman devient le théâtre de bouleversements intenses, orchestrés par la délicate mécanique des hormones. Comme toutes les hormones interagissent dans l'organisme, **les modifications hormonales indispensables pour mener**

à bien une grossesse peuvent avoir une influence sur l'équilibre de toutes les autres hormones circulant dans l'organisme. Particulièrement sur l'insuline et sur les neuropeptides cérébraux qui gèrent le centre de la satiété.

Une des complications fréquentes de la grossesse est le pré-diabète ou diabète gestationnel. Cette perturbation du fonctionnement du pancréas, qui se manifeste par un dérèglement de la sécrétion de l'insuline (chargée de réguler le taux de sucre dans le sang), peut apparaître au cours de la grossesse chez des femmes qui n'avaient jamais donné le moindre signe de déséquilibre métabolique. Dans certains cas, il disparaît après l'accouchement. Mais parfois, il persiste, faisant courir à la jeune maman les risques habituels associés à cette maladie. C'est pourquoi, pendant la grossesse, il est particulièrement important de surveiller le SLIM-data des aliments qui, rappelons-le, est lié de façon majeure à leur index insulinique (quantité d'insuline produite et vitesse de sa sécrétion par le pancréas pour répondre à la digestion de l'aliment).

Comme je vous l'ai expliqué dans le chapitre 1 (voir p. 17), **notre alimentation a davantage changé en cinquante ans qu'en cinquante siècles !** Et cette modification a entraîné, entre autres, un raffinage excessif de certains aliments qui nous conduit à absorber de nombreux glucides (hydrates de carbone) plus rapidement disponibles pour notre métabolisme. Cet afflux trop rapide, trop dense et trop concentré de glucose dans le sang perturbe le fonctionnement du pancréas, responsable de la sécrétion de l'insuline. Cet excès de glucose entre en résonance avec le métabolisme maternel. En effet, pendant les trois premiers mois de la grossesse, la future maman est programmée pour sécréter davantage d'insuline, de manière à stocker l'énergie nécessaire pour faire face aux besoins des six mois suivants. Ensuite, pendant les trois derniers mois, la femme enceinte développe une forme de résistance à l'insuline, ce qui permet à son corps d'apporter au fœtus la quantité optimale de sucre dont il a besoin pour finir de se développer. **Une alimentation sans prise de conscience nutritionnelle et sans équilibre, ayant globalement un SLIM-data trop élevé, amplifie exagérément ces modifications métaboliques maternelles, ce qui est néfaste à la fois à la mère et au fœtus.**

Si la mère consomme trop de glucides simples (aliments sucrés, céréales ou féculents trop raffinés...) susceptibles de passer rapidement dans son sang, le fœtus reçoit « de plein fouet » cet afflux important de glucose, qui passe dans son propre sang à travers la barrière du placenta. Le petit organisme en construction se programme donc pour gérer cet excès de glucose. Son pancréas tout neuf « apprend » à sécréter des quantités plus importantes d'insuline. Et cette « programmation » fera de lui un enfant, puis un adolescent et un adulte particulièrement fragile par rapport à la gestion métabolique du sucre (fausses faims, crises d'hypoglycémie, pré-diabète, surpoids chronique, syndrome métabolique).

Pour toutes ces raisons, il est particulièrement important pour les futures mamans (toutes les futures mamans, même celles qui n'ont pas de problèmes de poids) de surveiller attentivement les SLIM-data des aliments qu'elles consomment.

L'éducation du goût

Pendant la grossesse, la future maman modifie spontanément sa manière de manger. On sait aujourd'hui que, contrairement à l'adage populaire, il ne faut pas « manger pour deux » lorsqu'on est enceinte. Pourtant, quelque chose, dans l'environnement affectif de la mère, se tisse autour de l'alimentation. Ses proches sont particulièrement attentifs à son bien-être, et cela passe parfois par une tendance à lui proposer davantage de nourriture que d'habitude. Certaines femmes enceintes ressentent des envies particulières ou des aversions. Autrefois, la tradition voulait que l'on satisfasse coûte que coûte les envies des femmes enceintes, faute de quoi elles risquaient de rester marquées sur la peau de leur bébé sous forme de taches de naissance, d'ailleurs appelées des « envies » en forme de petites fraises des bois. On sait aujourd'hui qu'il n'en est rien, et que ces envies sont seulement l'expression des bouleversements physiques, physiologiques et émotionnels provoqués par la grossesse. Elles sont cependant le signe ressenti et exprimé que quelque chose, dans la manière de s'alimenter, change pendant la grossesse.

Pourtant, une chose est sûre : **ce n'est pas le moment de manger deux fois plus, mais deux fois mieux !** Car au-delà de la santé du bébé, ce sont ses futurs goûts alimentaires qui se forgent. Dès la fin du deuxième mois de gestation, le fœtus possède des organes sensoriels qui commencent à être opérationnels. Il avale et rejette le liquide amniotique, lequel est teinté par ce que mange la mère. Il perçoit, par cet intermédiaire, le goût et l'odeur des aliments. Les dernières recherches en neuronutrition démontrent que les circuits neurodigestifs du goût influencent puissamment les neurohormones équilibrantes du cerveau. Et, en priorité, la précieuse dopamine.

Ainsi, plus la femme adopte une alimentation diversifiée de qualité, plus le fœtus s'habitue, avant même sa naissance, à une large palette de saveurs. Il sera d'autant plus facile, après sa venue au monde, de l'amener à accepter une grande variété de nouveaux aliments sains au fur et à mesure de sa diversification nutritionnelle.

L'alimentation idéale de la femme enceinte

Pour mener à bien sa grossesse, la femme a besoin de recevoir tous les nutriments essentiels en quantité optimale. La moindre carence s'inscrit dans son propre corps, car le fœtus est servi en priorité, au besoin en puisant dans les réserves de sa mère. Et lorsque celle-ci ne dispose pas de réserves nutritionnelles suffisantes, le futur bébé en pâtit directement.

C'est pourquoi il est essentiel que les femmes enceintes aient, dans la mesure du possible, une alimentation diversifiée, saine, à base de produits frais, et suffisamment abondante pour couvrir tous leurs besoins et ceux de leur enfant. Le fait de surveiller les SLIM-data n'entrave en rien cette diversité, bien au contraire ! Ce type d'alimentation offre un très large choix nutritionnel, sans aucune restriction qualitative ni même quantitative (car la méthode SLIM-data reprogramme le centre de la satiété), protégeant ainsi la mère et l'enfant contre de nombreux risques de déséquilibre métabolique.

Des besoins nutritionnels spécifiques

J'encourage donc une fois encore toutes les femmes enceintes à être très vigilantes en début et en fin de grossesse.

Pendant les deux premiers mois, il semble que le cerveau en construction de l'embryon, et tout particulièrement son hypothalamus, soit directement influencé par l'alimentation de la mère, ce qui peut avoir des répercussions sur le métabolisme de l'enfant pendant toute sa vie (notamment au niveau de la régulation du poids et de l'appétit). Les trois derniers mois sont également très importants, car c'est là que le fœtus fabrique ses cellules graisseuses. Et l'alimentation maternelle peut stimuler la formation de cette masse grasse, notamment si elle contient trop d'aliments ayant un SLIM-data élevé.

Certains types d'aliments sont particulièrement importants pendant la grossesse. D'abord les matières grasses. Le fœtus a besoin d'un apport régulier en acides gras essentiels (oméga 3, oméga 6, oméga 9) afin de constituer ses cellules dont les parois sont composées en partie de matières grasses (notamment les cellules nerveuses et cérébrales qui contiennent des phospholipides). **Les femmes enceintes ne doivent donc pas se priver de graisses alimentaires, mais apprendre à bien les choisir.** Mieux vaut privilégier les huiles végétales (olive, colza, noix, tournesol, sésame...), crues de préférence car la chaleur abîme les fragiles acides gras qu'elles contiennent. Vous pouvez également manger du beurre de qualité (cru de préférence), mais fuyez toutes les margarines bourrées de mauvais acides gras. Mieux vaut, également, préférer le poisson à la viande, car sa chair renferme davantage d'acides gras de bonne qualité (surtout les poissons des mers froides). Retenez également que le plus gras des poissons reste toujours moins gras que la plus maigre des viandes !

L'apport de fibres est également très important. Ces substances, contenues dans les végétaux, ne sont pas digérées. Mais elles exercent une action mécanique à la fois sur l'assimilation des graisses et du sucre, et sur le transit.

C'est très important, autant pour équilibrer le métabolisme global que pour éviter la constipation, fréquente chez les femmes enceintes.

Du côté des vitamines, minéraux et oligo-éléments, les besoins sont également accrus pendant la grossesse. Trois micronutriments sont particulièrement importants : le fer, le calcium et le magnésium. Plusieurs études menées en France et à l'étranger ont montré que les femmes enceintes sont souvent carencées en ces nutriments, pourtant essentiels à la formation du fœtus[1]. Ainsi, les trois quarts des femmes absorbent chaque jour moins de 400 mg de magnésium, alors que l'apport recommandé est de 450 à 500 mg. Plus de la moitié des femmes absorbent moins de 1 000 mg de calcium alors qu'elles devraient en recevoir entre 1 200 et 1 500 mg. Et on estime que la carence en fer touche 16 % des femmes enceintes au cours du 3e mois de grossesse, ce taux montant à 59 % au cours du 6e mois et à 68 % au cours du dernier mois.

Il faut aussi être vigilant avec les vitamines du groupe B, notamment la vitamine B9 (l'acide folique), dont on sait aujourd'hui que la baisse peut entraîner chez le fœtus des malformations faciales (fentes palatales et fentes labiales), et la vitamine B12. Une carence en zinc augmente le risque d'avortement spontané. La vitamine C et la vitamine D sont également indispensables. Mais attention : ne vous précipitez pas sur une supplémentation « aveugle ». Ne dépassez jamais les AJR (apports journaliers recommandés). Le plus sage est de demander conseil à votre médecin traitant qui saura vous prescrire une supplémentation adaptée.

1. Notamment une étude menée par le Dr Lecerf, de l'Institut Pasteur de Lille, en 1996, ou celle du Dr Hecberg, publiée en 2000 dans les *Cahiers de la nutrition et de la diététique*.

Voici donc quelques aliments particulièrement conseillés aux femmes enceintes, car ils contiennent ces nutriments essentiels :

- le foie de porc, de veau ou de bœuf (fer) ;
- la viande rouge de qualité, pas trop grasse, de préférence au cours du repas de midi (fer, protéines) ;
- la viande blanche et les volailles (protéines) ;
- les légumes secs (bien trempés et suffisamment cuits) et les fruits secs (fer, magnésium, zinc) ;
- les moules cuites et les huîtres en saison – à condition d'être sûr de leur fraîcheur (fer, calcium) ;
- la levure de bière (fer, calcium, magnésium, zinc) ;
- les yaourts et fromages frais (calcium et vitamine D) ;
- les sardines en conserve (calcium) ;
- les œufs (calcium, phosphore, soufre) ;
- les huiles végétales crues (acides gras essentiels) ;
- les poissons gras (acides gras essentiels) ;
- les fruits et légumes frais (fibres, vitamines et minéraux) ;
- les céréales complètes : pain semi-complet au levain, pâtes complètes, riz brun... (glucides, vitamines et minéraux) ;
- les eaux minérales (calcium, magnésium).

■ *Quelques règles de vigilance*

En règle générale, une alimentation diversifiée et suffisamment abondante suffit à couvrir les besoins de la mère et du fœtus. Cependant, une supplémentation peut parfois s'avérer nécessaire lorsque la mère est carencée en certains nutriments. Il vaut mieux, alors, **se conformer aux recommandations du médecin qui suit la grossesse.** Pendant cette période très précieuse de sa vie, la femme a besoin d'être à la fois ménagée, respectée et très surveillée. L'automédication, ne serait-ce qu'en ce qui concerne les compléments alimentaires, est à bannir. Soyez particulièrement vigilante avec les plantes médicinales et surtout les huiles essentielles (qui sont des extraits de plantes très concentrés et très puissants). Certaines plantes ont des effets désastreux sur la grossesse, allant jusqu'à provoquer un avortement. Ne prenez des plantes et des huiles essentielles que sur prescription médicale, et en respectant scrupuleusement les doses prescrites.

La seule automédication avec laquelle vous ne courez aucun risque : pendant les trois premiers mois de grossesse, vous pouvez prendre un complément multivitaminé, associant vitamines et minéraux à des doses ne dépassant pas les apports journaliers recommandés (ces AJR sont indiqués sur l'étiquette) et de la gelée royale en ampoules ou en gélules (1 000 à 1 500 mg par jour). Dans le registre de la « prudence préventive » liée à la grossesse, je vous suggère également d'éviter pendant neuf mois tous les fruits de mer crus, la viande (et surtout celle de porc) peu cuite, les crudités mal lavées (surtout si vous voyagez dans des pays à risque), les charcuteries artisanales et enfin les fromages crus ou affinés sans contrôle sanitaire (production chez l'habitant).

Contrairement à une idée trop largement répandue, les laitages ne constituent pas la seule source de calcium. On en trouve aussi dans certains aliments d'origine animale (sardines en conserve, moules, huîtres...) **ou végétale** (cresson, haricots verts, brocolis, persil...). Enfin, n'oubliez pas que le fer d'origine animale est mieux assimilé que le fer d'origine végétale (25 % d'absorption pour le premier, contre 5 % pour le second).

Sans vous lancer dans un contrôle permanent et rigoureux de votre alimentation pendant la grossesse, ce qui pourrait constituer une source de stress préjudiciable à votre bien-être et à celui du bébé, **vous pouvez simplement veiller à ne pas exclure régulièrement de vos repas un type d'aliment, et à surveiller les SLIM-data globaux de vos prises alimentaires.** Pour cela, il vous suffit de consulter le grand tableau des SLIM-data des aliments (voir p. 83 et suiv.) afin de composer vos repas en préservant la variété et la qualité des aliments, et en maîtrisant leur SLIM-data.

Voici, pour mémoire, les grandes règles nutritionnelles que vous devez suivre :

- Essayez de vous abstenir de consommer les aliments appartenant à la catégorie violette : ils sont non seulement anti-santé et anti-bien-être, mais carrément néfastes pour l'organisme. Ils le sont davantage encore lorsqu'on se prépare pour une grossesse.
- Évitez de manger uniquement des aliments de la catégorie rouge au cours du même repas, sauf de manière exceptionnelle (une à deux fois par semaine).
- Adoptez votre premier réflexe minceur : associez toujours des aliments verts aux aliments rouges.
- Essayez au maximum d'organiser vos prises alimentaires autour des aliments verts et orange, en intégrant seulement un aliment rouge par repas.
- N'oubliez pas de toujours intégrer à vos repas une dose de protéines, soit sous forme d'un aliment principal protéiné (viande, poisson, volaille…), soit sous forme de deux aliments secondaires protéinés (1 yaourt ou 1 œuf intégré à un plat par exemple).

– Évitez au maximum les cuissons très grasses, très longues ou à très haute température (comme les fritures) car elles abîment les nutriments contenus dans les aliments et font grimper leur SLIM-data. Préférez les cuissons douces : à la vapeur, à l'étouffée, en papillotes, au four à température moyenne (180 °C maximum).

Est-il nécessaire d'ajouter que la consommation d'alcool et de tabac est préjudiciable à la santé de la mère et à celle de l'enfant ?

L'arrêt total du tabac est fortement recommandé, non pas dès le début de la grossesse, mais bien avant, dès que celle-ci est programmée. Le tabac augmente les difficultés de fécondation. Le tabac est responsable d'une grande partie des fausses couches spontanées au cours des premières semaines de gestation (on estime ce chiffre à 20 % environ). Un chiffre inquiétant corrobore ce constat : le succès des fécondations *in vitro* est inférieur chez les fumeuses (45 % de réussite chez les premières, contre plus de 70 % chez les secondes).

Quant à l'alcool, il passe la barrière placentaire et atteint directement le fœtus. Les femmes qui boivent de l'alcool (même occasionnellement) font courir à leur bébé de graves risques à tous les niveaux (malformations, retard de croissance…).

La seule boisson alcoolisée qui est en même temps un véritable aliment est le vin rouge de très bonne qualité. Vous pouvez en boire 1/2 verre par jour, obligatoirement au cours d'un repas, de préférence coupé d'eau. Il apporte quantité de nutriments essentiels et, dans la limite de cette quantité et de cette absorption en milieu de repas, ne peut pas nuire à l'épanouissement de votre bébé.

Un dernier conseil pratique : **si vous voulez éviter d'avoir des vergetures sur le ventre et sur les seins, il suffit de vous masser tous les soirs, pendant quelques minutes, avec un mélange d'huile de germe de blé et d'huile d'amande douce** (1/4 de la première et 3/4 de la seconde). Vous pouvez ajouter à ce mélange 1 goutte d'huile essentielle de lavande. Cependant, je le répète, faites très attention aux huiles essentielles. Ces extraits concentrés de plantes sont naturels, certes, mais ils sont extrêmement puissants et peuvent s'avérer toxiques lorsqu'ils sont mal utilisés ou pris en excès. **Ne prenez jamais d'huiles essentielles par voie orale en dehors d'une prescription médicale précise, surtout pendant la grossesse.** Et même par voie externe, n'utilisez pas d'huiles essentielles dont vous ne connaissez pas les effets, et respectez scrupuleusement les doses conseillées. L'huile essentielle de lavande est une des rares qui puisse être utilisée facilement en massage. Elle possède des vertus cicatrisantes et réparatrices. Elle est aussi apaisante et sédative. Une goutte d'huile essentielle, dans une cuillerée à soupe du mélange d'huiles végétales que je vous ai proposé, suffit pour faciliter la détente et améliorer la qualité du sommeil. Ce mélange prévient très efficacement les vergetures si vous l'utilisez régulièrement.

Programme minceur
SLIM-data®

Femme enceinte

Chaque repas est composé de 3 SLIM-data,
dont 1 contenant une source de protéines.

3 aliments (ou plats) **VERTS**
2 aliments (ou plats) **VERTS + 1 aliment** (ou plat) **ORANGE**
2 aliments (ou plats) **ORANGE + 1 aliment** (ou plat) **VERT**
3 aliments (ou plats) **ORANGE**
1 aliment (ou plat) **ROUGE + 2 aliments** (ou plats) **VERTS**
1 aliment (ou plat) **VERT + 1 aliment** (ou plat) **ORANGE**
+ 1 aliment (ou plat) **ROUGE**

Obligatoirement 1 SLIM-data **[P]** Protéines.
En sachant que les combinaisons idéales sont la 2e et la 3e.
Pas d'aliment de la zone violette.

Quelques repas types

Voici, à titre d'exemple, quelques repas types qui conviennent aux femmes enceintes. Vous pourrez vous en inspirer.

PETIT DÉJEUNER

Petit déjeuner n° 1

• 1 thé vert ou 1 infusion (fenouil, anis, cumin, mauve...) sans sucre, ou légèrement sucré(e) au miel ;
— ou 1 tasse de café allongé très légèrement sucré au sucre brun ;
• 1 yaourt nature ou aux fruits **[P] VERT** ;
• 1 petit bol de céréales non sucrées (de type All-Bran) **VERT** ;
- ou 1 petit bol de muesli (grâce au yaourt, il passe de rouge à **ORANGE**) ;
• 1/2 mangue fraîche **ORANGE**.

Petit déjeuner n° 2

- 1 thé vert ou 1 infusion (fenouil, anis, cumin, mauve...) sans sucre, ou légèrement sucré(e) au miel ;
— ou 1 tasse de café allongé très légèrement sucré au sucre brun ;
- 1 œuf à la coque ou mollet **[P] VERT** ;
- 1 tranche de pain semi-complet au levain, grillée ou non, avec 5 g de beurre frais **ORANGE** ;
- 1 petit bol de salade de fruits (pommes, poires, oranges) **ORANGE**.

Petit déjeuner n° 3

- 1 thé vert ou 1 infusion (fenouil, anis, cumin, mauve...) sans sucre, ou légèrement sucré(e) au miel ;
— ou 1 tasse de café allongé très légèrement sucré au sucre brun ;
- 1 tranche de jambon blanc dégraissé **[P] ORANGE** ;
- 1 tranche de pain semi-complet au levain non grillée
- avec 5 g de beurre frais **ORANGE** ;
- 1 petit bol de compote de fruits peu sucrée (pommes, abricots, pêches) **VERT**.

DÉJEUNER

Déjeuner n° 1

- 1 bol de carottes râpées, assaisonnées à l'huile de noix ou d'olive et au jus de citron **VERT** ;
- 1 tranche de rumsteck ou de faux-filet **[P]** grillé ou poêlé avec très peu de matières grasses accompagné de riz aux légumes (riz cuit *al dente*, tomates, courgettes, oignons, brocolis...) **ORANGE** ;
- 1 part de flan aux œufs maison (p. 245) **[P] VERT**.

Déjeuner n° 2

- 1/2 avocat assaisonné de 1 jus de citron et de quelques copeaux de parmesan **ORANGE** ;
- 1 part de quiche lorraine **[1/2 P]** accompagnée d'une salade verte assaisonnée à l'huile d'olive et au vinaigre de figue **ORANGE** ;
- 1 yaourt aux fruits **[1/2 P] VERT**.

Déjeuner n° 3

• 1 assiette de coquillages (huîtres, moules, crevettes) [P] accompagnée de 2 tranches de pain semi-complet au levain grillées avec 5 g de beurre frais ORANGE ;
• 1 part de gratin de chou-fleur ORANGE ;
• 1 petit bol de salade de fruits frais de saison VERT.

GOÛTER

Goûter n° 1

• 1 thé vert ou 1 infusion (fenouil, anis, cumin, mauve...) sans sucre, ou légèrement sucré(e) au miel ;
• 1 yaourt aux fruits [P] VERT ;
• 1/2 tranche de pain semi-complet au levain grillée ou non ORANGE ;
• 1 orange VERT.

Goûter n° 2

• 1 thé vert ou 1 infusion (fenouil, anis, cumin, mauve...) sans sucre, ou légèrement sucré(e) au miel ;
• 1/2 tranche de pain semi-complet au levain, grillée ou non ORANGE ;
• 1 portion de fromage de chèvre frais [P], aromatisé avec des herbes (basilic, coriandre, ciboulette) et un filet d'huile d'olive VERT ;
• 1/2 melon VERT.

Goûter n° 3

• 1 verre de jus d'orange frais VERT ;
• 1 portion de gâteau de riz maison [1/2 P] (p. 273), légèrement sucré au sucre brun ORANGE.
• 1 yaourt aux fruits [1/2 P] VERT.

DÎNER

Dîner n° 1

- 1 bol de potage à la tomate **VERT** ;
- 1 filet de saumon [P] en papillote accompagné d'épinards frais à la crème **VERT** ;
- 2 boules de sorbet aux fruits **ORANGE**.

Dîner n° 2

- 1 portion de salade de pâtes aux légumes frais (p. 242) **ORANGE** ;
- 1 assiette de crevettes **[P]** sautées à l'ail et au persil, accompagnées de fenouils à l'étouffée (p. 244) **VERT** ;
- 1 fruit de saison **VERT**.

Dîner n° 3

- 1 portion de maquereaux au vin blanc en conserve **[P] VERT** ;
- 1 assiette de couscous aux légumes (p. 243) **ORANGE** ;
- 1 portion de fromage blanc **[P]** aux framboises **VERT**.

Quelques idées de recettes

Vous trouverez à la fin de ce livre quelques recettes, appartenant aux catégories verte et orange, qui contiennent toutes des nutriments indispensables au bon déroulement de la grossesse.

Ce qu'il faut retenir

• Si vous décidez d'avoir un enfant, essayez de surveiller les SLIM-data de votre alimentation pendant les 3 mois qui précèdent la grossesse. Cela vous aidera à bien préparer votre organisme et à perdre naturellement vos kilos superflus si vous en avez.
• Encore et toujours : attention à l'alcool et au tabac, dont il vaut mieux arrêter la consommation avant le début de la grossesse.
• Pendant la grossesse, le bébé a besoin d'un apport nutritionnel important. Il ne faut pas pour autant manger deux fois plus, mais deux fois mieux !
• En surveillant en douceur les SLIM-data des aliments pendant la grossesse, vous éviterez de prendre trop de poids tout en préservant la parfaite croissance et la bonne évolution de votre bébé. Et vous vous donnerez toutes les chances de ne pas favoriser les problèmes métaboliques liés à la grossesse : prédiabète, hypertension...

7
L'ALIMENTATION IDÉALE DE LA PETITE ENFANCE (JUSQU'À 3 ANS)

Je l'ai dit : il est possible d'aider les enfants (et toute la famille) à adopter de nouvelles habitudes alimentaires quel que soit leur âge. **Car il n'est jamais trop tard !** J'insiste sur ce point : on peut débuter le programme SLIM-data à n'importe quel âge, même à 90 ans on peut en ressentir les effets bénéfiques. **Mais plus ces habitudes sont prises tôt, mieux elles sont intégrées.** Les gestes que l'on adopte dès les premières années influencent à la fois le développement physiologique et psychologique, et la formation du goût. Les comportements qui en découlent sont inculqués pour la vie entière.

■ *Pendant les 3 premiers mois*

Voilà ! Le bébé tant attendu est enfin arrivé. Son premier réflexe, dès qu'il arrive à l'air libre et qu'on le pose sur le ventre de sa mère, est de ramper jusqu'à son sein pour se mettre à téter. Il a raison ! Je ne le répéterai jamais assez : **le lait maternel est le meilleur aliment pour le nourrisson, et de loin.** C'est un breuvage miraculeux, toujours disponible, à température idéale, et parfaitement adapté aux besoins du bébé. Sa composition varie au fil des jours, et même au cours de la tétée, de manière à répondre le plus précisément possible aux besoins du petit être qui commence sa vie à l'air libre.

Le lait maternel : un aliment parfait

Le lait maternel est une merveille de la nature. C'est le plus beau cadeau que vous puissiez faire à votre bébé, tant sur le plan nutritionnel qu'émotionnel et affectif. Car, pour allaiter, il faut tenir son bébé contre soi, le toucher, communiquer avec lui dans l'amour. **Le lait maternel est un liquide véritablement « vivant ».**

De la naissance jusqu'au 5e jour environ, les seins sécrètent ce que l'on appelle le « colostrum ». C'est un liquide clair, de teinte légèrement orangée, qui contient beaucoup de protéines (jusqu'à 23 g par litre). Il renferme aussi de grandes quantités d'anticorps venant de la mère, les immunoglobulines, qui protègent le nourrisson contre tout risque d'infection. C'est extrêmement important car, à la naissance, le système immunitaire du bébé n'est pas encore opérationnel et ce sont les cellules immunitaires maternelles qui lui servent de bouclier contre les agressions extérieures. En plus, la forte teneur en protéines du colostrum provoque, dans l'organisme du bébé, une rétention d'eau qui le protège contre les risques de déshydratation.

Entre le 5e et le 15e jour, le liquide sécrété par les seins se transforme. C'est ce que l'on appelle le « lait de transition ». Ce lait contient moins de protéines, car l'enfant commence à en avoir moins besoin. En revanche, sa teneur en lipides et en lactose augmente, ce qui correspond à l'évolution des besoins du nourrisson.

Au-delà du 15e jour, le lait prend sa forme définitive : seulement 8 à 11 g de protéines par litre, ce qui s'avère suffisant pour le métabolisme de l'enfant, et jusqu'à 68 g de lactose. Ce sucre favorise la prolifération des bactéries lactiques dans l'intestin du bébé, aidé par la présence d'oligosaccharides qui participent au bon développement de la flore intestinale. Le galactose du lait maternel intervient dans la production de la myéline, une sorte de gaine lipidique qui entoure toutes les fibres nerveuses et qui continue à se former dans les mois qui suivent la naissance. Ce lait définitif contient globalement moins de protéines et plus de lipides que le lait de vache, ce qui correspond parfaitement aux besoins du bébé. **Il renferme aussi de nombreuses substances immunitaires : lactalbumine, immunoglobulines, lysozyme... Ces composants sont essentiels aux défenses immunitaires du nourrisson.** Contrairement au lait de vache, le lait maternel n'est pas allergisant, car il contient une forme de caséine prédigérée. En outre, il renferme des enzymes spécifiques qui améliorent l'assimilation des nutriments par le petit organisme encore « en chantier ».

Côté SLIM-data, le lait maternel se situe dans une fourchette idéale pour la construction du métabolisme de l'enfant : il se situe à la limite entre les aliments verts et orange. Il favorise une stimulation douce du pancréas, qui le protège déjà contre les risques ultérieurs de surpoids.

Parmi les extraordinaires qualités du lait maternel, il en est une de taille : sa composition varie au cours de la tétée. Il est d'abord très liquide, ce qui permet d'étancher la soif du bébé et de stimuler son réflexe de succion. Puis il devient plus riche, plus épais, plus chargé en protéines et en graisses, afin de le rassasier. Il est également plus liquide lorsque la température est élevée et plus épais lorsqu'elle est basse. **Bien que sa saveur ait toujours une base sucrée,**

le goût du lait maternel varie selon l'alimentation de la mère. C'est encore une manière de préparer l'enfant à la diversification alimentaire qui aura lieu vers le 3e mois.

Pour toutes ces raisons, je ne saurais trop conseiller encore une fois aux femmes d'allaiter leur bébé. **Rares sont les femmes qui ne peuvent pas allaiter, mais certaines jeunes mamans sont effrayées par l'idée de donner le sein.** Elles craignent d'abîmer leurs seins, de manquer de liberté si elles sont les seules à pouvoir nourrir leur bébé, ou de subir des désagréments locaux (crevasses, engorgements...). Il faut vraiment essayer de dépasser ces idées incroyablement préconçues. Un allaitement bien mené n'est pas douloureux, si l'on observe les quelques gestes d'hygiène simples qui permettent d'éviter les crevasses et les engorgements. Il faut bien positionner le bébé sur le sein, ni trop haut ni trop bas ; il faut que les tétées soient régulières et suffisamment rapprochées pour réguler les montées de lait ; il faut bien sécher le mamelon après la tétée et, au besoin, l'hydrater avec une crème spéciale. **L'allaitement n'abîme pas les seins,** c'est juste la continuité logique et biologique de la grossesse. Si la peau est fragile, il faut masser les seins dès le début de la grossesse avec une huile végétale et continuer pendant la période d'allaitement. Quant aux contraintes, il s'agit seulement de quelques semaines. Certes, je comprends la fatigue et parfois la petite déprime qui accompagnent la première phase de la maternité. Mais les bénéfices incomparables qu'en retirera le bébé, toute sa vie durant, valent bien cet effort. C'est le plus beau cadeau que vous pouvez lui faire dès sa venue au monde !

Pour votre enfant, le fait d'être nourri au sein est un facteur irremplaçable de bon développement physiologique, mental, immunitaire, mais aussi émotionnel. La qualité de l'échange, corps à corps, peau à peau, entre la maman et le bébé est unique. Ce petit être possède déjà un système sensoriel très perfectionné qui le rend sensible aux stimulations de toutes sortes. Les échanges qui se nouent durant la tétée font intervenir les odeurs, les caresses, le goût... **L'allaitement induit un contact intime qui sera d'autant plus constructeur pour le bébé que sa maman en profitera pour lui parler, le toucher, le caresser...**

Le lait maternel peut constituer une nourriture suffisante jusqu'à 7 mois, bien que, dans la plupart des cas, la diversification alimentaire débute vers la fin du 3e ou du 4e mois (voir p. 131).

Alimentation idéale et précautions à prendre quand on allaite

Pendant l'allaitement, les femmes sont confrontées à une double préoccupation : d'une part, avoir une alimentation suffisante pour assurer une bonne lactation, en quantité et en qualité ; ensuite, commencer à préserver leur ligne et ne pas ajouter de kilos supplémentaires à ceux qu'elles ont pris pendant leur grossesse et qu'elles n'ont pas perdus au moment de l'accouchement. Une chose est sûre : **ce n'est pas une bonne période pour commencer un régime strict ! Mais le fait d'adopter une alimentation saine et variée en surveillant simplement le SLIM-data global des prises alimentaires permet de commencer à perdre naturellement quelques kilos tout en privilégiant la qualité de la lactation.**

Globalement, **pour produire du lait en quantité suffisante, la jeune maman a besoin d'un apport suffisant en protéines.** Toutes les protéines sont bonnes pour elle : les œufs, les yaourts, les poissons (notamment ceux des mers froides pour leur richesse en acides gras essentiels), les volailles, les viandes rouges pas trop grasses, les abats...

D'une manière générale, mieux vaut choisir des aliments dans lesquels les protéines ne sont pas associées à de « mauvais » acides gras (graisses saturées des viandes grasses, des charcuteries, des fromages très gras et affinés), car ceux-ci sont susceptibles d'encombrer les artères et de faire grimper le taux de cholestérol. Il vaut donc mieux privilégier les poissons, les volailles, les fromages frais... Pour que son lait contienne une quantité suffisante de lipides, la jeune maman ne doit pas se priver de matières grasses, mais elle doit privilégier les huiles végétales, de préférence crues. Enfin, **elle peut consommer autant qu'elle le désire les fruits et légumes**, crus ou cuits de manière à ne pas endommager les nombreux minéraux et vitamines qu'ils contiennent (à la vapeur douce, à l'étouffée, au four tiède). **Les grandes fritures sont à éviter, ainsi que les pâtisseries industrielles, les sodas sucrés, les céréales très raffinées.**

Pour que le SLIM-data global de ses repas reste raisonnable, il suffit qu'elle suive les règles habituelles :

- Essayez vraiment de vous abstenir de consommer les aliments appartenant à la catégorie violette, car ils sont néfastes pour tous les équilibres de l'organisme. Ils le sont encore davantage lorsqu'on les partage avec son enfant.

- Évitez de manger uniquement des aliments de la catégorie rouge au cours du même repas, sauf de manière exceptionnelle (une à deux fois par semaine).
- Premier réflexe minceur : associez toujours des aliments verts aux aliments rouges.
- Essayez d'organiser vos prises alimentaires autour des aliments verts et orange, en intégrant seulement un aliment rouge par repas.

Bien sûr, il vaut mieux s'abstenir de fumer pendant l'allaitement, car le tabac intoxique le bébé. Il ne faut pas non plus boire trop de café ni absorber d'alcool. Cependant, là encore, 1/2 verre de vin rouge coupé d'eau, pris au milieu du repas de midi, apporte à la jeune maman beaucoup de minéraux et d'antioxydants, sans que cela n'ait de retentissement sur l'enfant. Mais il faut absolument se limiter à 1/2 verre par jour (soit environ 10 cl) et choisir du vin rouge de grande qualité (de préférence du vin de Bordeaux). C'est un excellent reconstituant. Évitez les vins de Bourgogne, car les tanins contenus dans ces derniers freinent leur digestion et leur assimilation, ce qui perturbe le SLIM-data global du repas.

Certains médicaments passent dans le lait maternel et il faut s'abstenir, dans la mesure du possible, d'en consommer pendant l'allaitement. C'est le cas notamment des hypnotiques, des anxiolytiques, des antidépresseurs, des antihypertenseurs... En cas de traitement régulier, il faut se conformer aux conseils du médecin traitant. Et il est absolument indispensable de s'abstenir de toute automédication. En cas de petits bobos (maux de tête, douleurs lombaires...), mieux vaut se tourner vers des traitements externes (ostéopathie, massages, acupuncture...) ou ceux dont l'innocuité est certaine (homéopathie, oligothérapie...).

Un dernier conseil : après l'accouchement et pendant toute la durée de l'allaitement, je vous conseille vivement de boire de la tisane de graines de fenouil. On trouve facilement cette plante d'une totale innocuité dans les pharmacies, les parapharmacies, les boutiques de produits diététiques ou même les rayons spécialisés de certains supermarchés. Comptez 1 cuil. à soupe de graines séchées pour 1 bol d'eau froide (il existe aussi des graines de fenouil en infusettes). Faites chauffer et laissez bouillir 1 min, puis retirez du feu et laissez infuser 10 min avant de filtrer. Le fenouil est digestif et accélère l'élimination des déchets. En plus, cette plante favorise la lactation car elle est basifiante. C'est un extraordinaire outil de santé.

Programme minceur SLIM-data®

Mère qui allaite

Chaque repas est composé de 3 SLIM-data,
dont 1 contenant une source de protéines.

3 aliments (ou plats) **VERTS**
2 aliments (ou plats) **VERTS + 1 aliment** (ou plat) **ORANGE**
2 aliments (ou plats) **ORANGE + 1 aliment** (ou plat) **VERT**
3 aliments (ou plats) **ORANGE**
1 aliment (ou plat) **ROUGE + 2 aliments** (ou plats) **VERTS**
1 aliment (ou plat) **VERT + 1 aliment** (ou plat) **ORANGE**
+ 1 aliment (ou plat) **ROUGE**

Obligatoirement 1 SLIM-data **[P]** Protéines.
En sachant que les combinaisons idéales sont la 2e et la 3e.
Pas d'aliment de la zone violette.

Quelques repas types

Voici, à titre d'exemple, quelques repas types qui conviennent aux femmes qui allaitent. Vous pourrez vous en inspirer.

PETIT DÉJEUNER

Petit déjeuner n° 1

- 1 thé vert ou 1 infusion (fenouil, anis, cumin, mauve...) sans sucre, ou légèrement sucré(e) au miel ;

— ou 1 tasse de café allongé très légèrement sucré au sucre brun ;
- 1 yaourt nature ou aux fruits **[P] VERT** ;
- 1 petit bol de céréales non sucrées (de type All-Bran) **VERT** ;

– ou 1 petit bol de muesli (grâce au yaourt, il passe de rouge à **ORANGE**) ;
- 2 ou 3 clémentines **VERT**.

Petit déjeuner n° 2

- 1 thé vert ou 1 infusion (fenouil, anis, cumin, mauve...) sans sucre, ou légèrement sucré(e) au miel ;
— ou 1 tasse de café allongé très légèrement sucré au sucre brun ;
- 1 œuf à la coque ou mollet **[P] VERT** ;
- 1 tranche de pain semi-complet au levain, grillée ou non, avec 5 g de beurre frais **ORANGE** ;
- 1 petit bol de salade de fruits exotiques (mangues, kiwis, litchis) **VERT**.

Petit déjeuner n° 3

- 1 thé vert ou 1 infusion (fenouil, anis, cumin, mauve...) sans sucre, ou légèrement sucré(e) au miel ;
— ou 1 tasse de café allongé très légèrement sucré au sucre brun ;
- 1 tranche de jambon blanc dégraissé **[P] ORANGE** ;
- 1 tranche de pain semi-complet au levain, grillée ou non, avec 5 g de beurre frais **ORANGE** ;
- 1 petit bol de compote de fruits peu sucrée (pêches, abricots, framboises, fraises) **VERT**.

DÉJEUNER

Déjeuner n° 1

- 1 salade de mâche aux pignons de pin et au parmesan, assaisonnée à l'huile de noix et au vinaigre balsamique **VERT** ;
- 1 tranche de foie de veau **[P]**, accompagnée de purée de brocolis au cumin **[P] VERT** ; le foie de veau seul est **ORANGE** ;
- 1 part de tarte aux fruits maison (p. 250), légèrement sucrée **ORANGE**.

Déjeuner n° 2

- 1 assiette de légumes gratinés (tomates, courgettes, oignons, poivrons) (p. 246) **VERT** ;
- 3 côtes d'agneau **[P]** grillées ou poêlées sans matières grasses, accompagnées de pâtes complètes cuites *al dente* et assaisonnées d'huile d'olive et de basilic frais **VERT** ;
- 1 part de crème au chocolat maison légèrement sucrée **ORANGE**.

Déjeuner n° 3

- 1 assiette d'asperges en sauce vinaigrette légère **VERT** ;
- 1 portion de bœuf aux carottes **[P]** accompagnée de riz brun cuit *al dente* **ORANGE** ;
- 1 yaourt aux fruits **VERT**.

GOÛTER

Goûter n° 1

- 1 thé vert ou 1 infusion (fenouil, anis, cumin, mauve...) sans sucre, ou légèrement sucré(e) au miel ;
- 1 yaourt nature ou aux fruits **[P] VERT** ;
- 1/2 tranche de pain semi-complet au levain, grillée ou non **VERT** ;

– ou 1 petit bol (25 cl) de muesli (grâce au yaourt, il passe de rouge à **ORANGE**) ;
- 1 petit bol de cerises **VERT**.

Goûter n° 2

- 1 thé vert ou 1 infusion (fenouil, anis, cumin, mauve...) sans sucre, ou légèrement sucré(e) au miel ;
- 1 portion de fromage à pâte cuite **[P] VERT** ;
- 1/2 tranche de pain semi-complet au levain, grillée ou non **VERT** ;
- 1 grappe de raisins **VERT**.

Goûter n° 3

- 1 verre de jus de fruit frais (orange, fraise et framboise) **VERT** ;
- 1/2 petit bol de crème de marrons (grâce au yaourt elle passe de rouge à **ORANGE**) ;
- 1 yaourt aux fruits **[P] VERT**.

DÎNER

Dîner n° 1

- 1 bol de potage de poireaux, oignons, haricots verts et courgettes **VERT** ;
- 2 tranches de saumon fumé **[P]** accompagnées de 1 tranche de pain semi-complet au levain **ORANGE** ;
- 1 salade de roquette avec des pignons de pin et du fromage de chèvre frais, assaisonnée à l'huile d'olive et au vinaigre de cidre **VERT**.

Dîner n° 2

- 1/2 pamplemousse aux crevettes **VERT** ;
- 1 filet de poisson blanc **[P]** en papillote aux épinards frais (p. 249) **VERT** ;
- 1 part de flan maison légèrement sucré **ORANGE**.

Dîner n° 3

- 1 assiette de crudités variées en vinaigrette **VERT** ;
- 1 assiette de gratin de poisson **[1/2 P]** aux courgettes (p. 248) **VERT** ;
- 1 portion de fromage de chèvre frais **[1/2 P]** avec 1 tranche de pain semi-complet au levain **ORANGE**.

Quelques idées de recettes

Vous trouverez en fin d'ouvrage quelques recettes permettant de réaliser facilement des plats savoureux appartenant aux catégories verte et orange. Ils peuvent servir de pôle central pour préparer des repas équilibrés, dont le SLIM-data global respecte le métabolisme et permet même de le rééquilibrer, tout en vous apportant les nutriments dont vous avez besoin pendant que vous allaitez.

Gratin de légumes, p. 246
Bœuf aux carottes, p. 247
Gratin de poisson aux courgettes, p. 248
Papillote de poisson blanc à la fondue d'épinards, p. 249
Tarte aux fruits, p. 250

■ *L'alimentation du nouveau-né lorsque sa mère ne l'allaite pas*

Il arrive cependant que certaines jeunes mamans ne puissent pas allaiter pour des raisons médicales ou psychologiques qu'il convient de respecter, voire qu'elles manquent de lait ou qu'elles ne parviennent pas à surmonter leurs craintes quant à l'allaitement. Il reste alors le recours aux laits industriels.

Il est impératif de choisir des laits maternisés de qualité, vendus en pharmacie (faciles à décoder car tout est précisé sur les étiquettes). Mais demandez néanmoins conseil à votre pharmacien habituel et à votre pédiatre.

Ces laits doivent respecter au plus près l'équilibre nutritionnel du lait maternel. Cependant, ils n'auront jamais les qualités de celui que sécrètent les seins de la mère. D'abord, ils ont une composition stable alors que le lait maternel évolue au fil des jours et des semaines, et même au cours de la tétée. Mais, rassurez-vous, la santé de votre bébé ne sera pas pour autant en péril...

Le lait de vache strict n'est pas adapté aux besoins du nourrisson, notamment à cause de sa forte densité en protéines. J'ajouterai à cela que les protéines humaines ont une structure différente de celle des protéines bovines. Comme le lait de vache, le lait maternel définitif contient de grosses molécules de caséine. Mais autant la caséine du lait de vache est difficile à digérer pour les petits bébés, autant celle du lait maternel est parfaitement digeste.

Pour pallier toutes ces différences, **les industriels ont conçu des laits qui suivent l'évolution des besoins de l'enfant**. C'est la raison pour laquelle on les appelle des laits « maternisés » : laits prématurés, laits premier âge, laits deuxième âge... La quantité et la qualité des protéines y sont modifiées. De même, on y ajoute des sucres, surtout d'absorption lente (lactose, galactose), et des acides gras essentiels afin de se rapprocher le plus possible de la composition du lait maternel. Il existe aussi des laits prédigérés, dans lesquels le lait, préfermenté, est débarrassé des grosses molécules de caséine.

Si vous devez nourrir votre bébé au biberon, complètement ou en alternance avec des tétées, surveillez bien la qualité du lait que vous lui donnez. Méfiez-vous de certains laits, que l'on trouve dans les magasins de produits diététiques (pourtant créés avec les meilleures intentions du monde !) : leur composition intègre des laits de soja, de jument, de vache… Le mieux est souvent l'ennemi du bien, et nous ne possédons pas le recul suffisant pour maîtriser l'impact de ces laits sur le métabolisme des nourrissons.

Il est un type d'aliments auquel je m'oppose absolument (par expérience clinique) : le lait de soja. Ce produit n'a rien à voir avec du lait. On l'obtient en faisant tremper des graines de soja dans de l'eau, puis en faisant cuire le tout et en le mixant. On obtient un liquide blanchâtre et opaque qui peut rappeler le lait. Mais le soja non fermenté est très difficile à digérer pour tout le monde, y compris les adultes. Alors imaginez l'effet qu'il peut produire sur les organismes en formation des nourrissons ! Le soja est un excellent aliment à condition d'être fermenté. C'est d'ailleurs ainsi que les Orientaux le consomment, sous forme de *tofu* (fromage de soja), de *miso* (pâte de soja fermenté) ou de *soyu* (sauce de soja fermenté). Mais **le lait et les yaourts de soja (appellations d'ailleurs totalement abusives) sont très indigestes.**

Les protéines contenues dans le soja sont maigres et de bonne qualité, mais elles sont incomplètes, car elles ne contiennent pas tous les acides aminés indispensables pour que l'organisme puisse les métaboliser facilement. Sur le plan digestif, le lait de soja produit des ballonnements, des troubles intestinaux, des difficultés digestives à court terme, et des retards de croissance à moyen et long terme… En outre, **le soja contient de grandes quantités d'isoflavones dont la structure est proche de celle des œstrogènes. Cet apport exagéré de phytohormones peut avoir des conséquences néfastes sur le développement des petits garçons comme des petites filles.** Tous les organismes mondiaux de surveillance de la santé s'accordent pour prévenir les consommateurs contre les risques que fait courir aux enfants la consommation prématurée et exagérée de lait de soja.

Je vous ai dit plus haut que le lait maternel ne provoque pas d'allergies. **Ce n'est pas le cas de certains laits maternisés, dont la composition mal équilibrée peut provoquer chez les nourrissons des intolérances ou des réactions allergiques.** Si c'est le cas de votre enfant, commencez par doubler le volume d'eau dans lequel vous diluez la poudre de lait. C'est souvent suffisant pour alléger le travail digestif de l'enfant et lui permettre de s'habituer en douceur à cet aliment. Et, si cela ne suffit pas, je vous propose **une solution de remplacement très simple et très efficace.**

Si votre enfant est intolérant au lait maternisé

- Prenez 1 yaourt de brebis bio.
- Diluez-le dans le même volume d'eau de source peu minéralisée (Volvic, Évian...).
- Passez le tout au mixeur.
- Ajoutez 1 cuil. à café de miel d'oranger et mélangez.

Vous obtiendrez un lait parfaitement digeste qui apporte au bébé les nutriments dont il a besoin.
Le miel d'oranger possède, en plus, un effet légèrement apaisant qui favorise le sommeil et la bonne humeur.

Une remarque importante : vous pouvez faire tiédir ce « lait » au chauffe-biberon, mais jamais le faire bouillir car il se décomposerait et son goût serait moins agréable.

Depuis trente ans, j'ai rééquilibré ainsi un nombre incalculable d'enfants ayant des problèmes d'intolérance, accompagnés de leur cortège d'allergies, d'eczéma, de maux de ventre, de gros abdomens et de coliques chroniques.

Un dernier élément d'importance : **n'ajoutez jamais de farines ou de céréales, sous quelque forme que ce soit, dans le biberon de votre bébé avant qu'il ait au moins 7 mois.** Le système digestif des bébés ne possède pas, jusqu'à cet âge, les enzymes indispensables à leur digestion. Même les farines portant la mention « prédigérées » ou « maltées » sont à éviter. Car, en plus de leur côté indigeste, les farines et les céréales font grimper le SLIM-data des biberons, ce qui est très préjudiciable à l'équilibre métabolique futur des enfants. Résistez à la pression des médias et aux conseils des proches. On dit souvent que les farines aident les enfants à « mieux dormir ». C'est vrai, avec l'estomac bien calé votre bébé pourra dormir plus longtemps. Mais son sommeil sera de moins bonne qualité, car c'est le sommeil « de l'indigestion » !

■ *3 mois : l'âge de la première diversification alimentaire*

C'est généralement vers la fin du 3e mois que les mamans, sur les conseils du pédiatre, commencent à introduire de nouveaux aliments dans les prises alimentaires de leur bébé. C'est une période très importante. Car **si cette diversification alimentaire est bien menée, elle assurera à l'enfant, puis à l'adolescent et à l'adulte qu'il va devenir, un équilibre métabolique durable. Il sera à l'abri non seulement du surpoids, mais aussi des crises d'hypoglycémie ou des risques de diabète.**

Sans oublier un élément capital : à cet âge, le bébé mange ce qu'on lui donne ! Certes, il peut déjà manifester des attirances ou des aversions pour certains aliments. Mais le parent nourricier, le plus souvent la mère, reste maître de l'organisation de ses repas. **Si vous respectez le rythme**

optimal d'introduction des nouveaux aliments, et si vous contrôlez le SLIM-data de ses repas, l'enfant prendra de bonnes habitudes nutritionnelles qu'il gardera sa vie durant. Il sera ainsi parfaitement protégé contre tous les risques que la « malbouffe » actuelle fait courir aux jeunes générations.

Entre 3 et 7 mois

Le lait, maternel ou non, reste au centre de l'alimentation du bébé entre 3 et 7 mois. Certaines mamans choisissent d'allaiter complètement leur bébé jusqu'à 7 mois, sans suppléments ni diversification. Ce n'est pas mauvais pour la santé de l'enfant. Cependant, 80 % des mères commencent à introduire d'autres aliments dès la fin du 3e mois.

Que le bébé ait été nourri au sein ou au biberon, les étapes de sa diversification alimentaire resteront les mêmes. Jusqu'à l'âge de 7 à 9 mois, l'appareil digestif et le métabolisme de l'enfant ne sont pas prêts à recevoir des plats cuisinés. L'introduction de nouveaux aliments doit donc être très progressive.

Entre 3 et 5 mois

Contentez-vous de lui proposer des purées de légumes, sans pommes de terre ni féculents. Vous pouvez alterner les légumes seuls, les légumes mélangés (carottes, courgettes, navets, brocolis, céleri-rave, fenouil, cresson, épinards...). Il faut seulement s'abstenir de donner aux enfants, pendant ces premiers mois de diversification alimentaire, des carottes seules car, comme elles sont cuites et mixées, leur SLIM-data est encore trop élevé.

Vous pouvez saler très légèrement ces légumes. Cette petite quantité de sodium permet, en association avec le potassium que contiennent les végétaux, d'améliorer à la fois la digestion et l'assimilation des autres nutriments. L'idéal est de choisir des légumes bio, mais ce n'est pas une obligation. Veiller à bien laver et éplucher les légumes, surtout s'ils ne sont pas bio, car c'est dans leur peau que se concentrent les polluants chimiques.

Le meilleur mode de cuisson est la vapeur douce, car celle-ci préserve le contenu nutritionnel des aliments, contrairement à la cuisson à l'eau. En effet, certaines vitamines et certains minéraux « fuient » dans l'eau de cuisson. Enfin, mixez soigneusement les purées afin d'éliminer tous les morceaux.

Les quantités idéales : commencez par proposer **1 ou 2 cuil. à soupe de purée,** avant ou après le biberon ou la tétée.

Je ne saurais trop vous recommander de préparer vous-même ces purées ! Cependant, le rythme de vie actuel ne rend pas toujours cette préparation facile pour les parents qui travaillent. Alors, attachez-vous au moins à préparer ces repas vous-même aussi souvent que possible. Chaque effort que vous ferez dans ce sens aidera vos enfants à mieux grandir et à préserver leur capital minceur autant que leur capital santé.

Entre 5 et 7 mois

Vous pouvez maintenant introduire progressivement dans son alimentation des purées de fruits cuits. Le bébé est capable de les digérer et de les assimiler plus tôt. Mais il vaut mieux commencer par les légumes pour des raisons d'éducation du goût. Le nourrisson, et même le fœtus *in utero*, ont une préférence innée pour la saveur sucrée. Le lait maternel et les laits maternisés ont également une saveur sucrée. **Si vous commencez par lui donner des fruits, il risque de garder toute sa vie une préférence marquée pour les aliments sucrés.** Alors que s'il s'habitue d'abord aux mille saveurs des légumes, il évitera ce rejet que connaissent nombre d'enfants en grandissant et qui est très difficile à gérer par les parents.

Proposez-lui des compotes (sans ajout de sucre) de pommes, poires, pêches, abricots... **Cuits, ces fruits sont plus digestes que les fruits crus et les jus de fruits,** c'est pourquoi on les introduit avant.

Côté quantité, proposez-lui 1 ou 2 cuil. à soupe par repas, en plus du lait habituel et des légumes.

Ensuite, vous pourrez commencer à lui donner des jus de fruits frais, toujours coupés d'eau (1/3 de jus pour 2/3 d'eau de source) et tièdes. Cette température possède deux avantages : d'abord, elle correspond à la température intérieure du corps et n'agresse pas l'organisme ; ensuite, elle renforce la saveur sucrée et permet à l'enfant d'être satisfait sur le plan gustatif avec une quantité de sucre réduite.

Quelle que soit la corpulence de votre bébé, le simple fait de procéder ainsi et **de ne pas introduire avant 7 mois**

le moindre aliment ayant un SLIM-data élevé suffit à réguler son métabolisme et à inscrire en lui, de manière durable, une bonne mémoire minceur et une appétence normale pour les légumes. Deux éléments qui l'aideront, toute sa vie durant, à maîtriser son poids sans effort.

Entre 7 mois et 3 ans

Jusqu'à 7 mois, je l'ai dit, le pilier de l'alimentation du bébé reste le lait. C'est lui qui étanche sa soif (bien qu'on puisse lui donner de l'eau, entre les tétées ou les biberons, surtout s'il fait chaud). C'est lui qui lui apporte les nutriments essentiels. Après 7 mois, le bébé va commencer à avoir besoin d'aliments plus consistants : viande, poisson, œufs, certains laitages...

Gardez toujours présent à l'esprit que vous êtes en train de déterminer les préférences alimentaires de votre enfant ! C'est une grande responsabilité, mais aussi un immense cadeau que vous pouvez lui faire. **Les habitudes alimentaires de la toute petite enfance restent inscrites à jamais dans la mémoire précoce,** teintées d'une émotion qui l'accompagnera jusqu'au terme de son existence. Le trouble qui saisissait Proust lorsqu'il croquait dans une madeleine n'est pas réservé aux aliments sucrés – même si, je le répète, tous les humains viennent au monde avec une préférence pour cette saveur. Lorsque nous mangeons, nous n'ingérons pas seulement des aliments, nous absorbons aussi la charge émotionnelle qui leur est attachée, les souvenirs qu'ils réveillent, les symboles qui leur sont liés. **C'est pendant la toute petite enfance que se tisse ainsi la toile de fond des préférences alimentaires. Avec beaucoup d'amour et un peu de vigilance, on peut choisir les fils de cette toile** afin de garantir à nos enfants une bonne santé et un juste poids pour leur vie entière !

Entre 7 et 15 mois

Vous pouvez maintenant commencer à donner à votre enfant des protéines. **Commencez par du poisson ou du blanc de volaille, cuit à la vapeur et mixé, que vous intégrez à la purée de légumes.** Contentez-vous de petites quantités de protéines : donnez 1 cuil. à soupe par jour pendant un mois, de préférence au repas de midi, puis augmentez progressivement les doses en fonction des besoins de l'enfant. De nombreuses études ont montré que, dans les pays occidentaux, les enfants en bas âge ont généralement une ration quotidienne de protéines trop importante. En revanche, **vous pouvez commencer à ajouter à la purée une pointe de beurre frais ou un petit filet d'huile végétale de bonne qualité, de première pression à froid (olive, tournesol...).** Les enfants ont besoin d'un apport régulier en acides gras essentiels. Le lait maternel et les laits maternisés contiennent beaucoup de lipides. L'alimentation de la petite enfance doit préserver cet apport.

Vous pouvez également **commencer à introduire dans l'alimentation du bébé certains légumes qu'il aurait eu du mal à digérer plus tôt : artichaut, poireau, petits pois, chou-fleur...** Pour habituer l'enfant à accepter en douceur ces saveurs nouvelles, et parfois un peu fortes, commencez par les mélanger avec des légumes qu'il apprécie. Puis, peu à peu, augmentez les quantités des nouveaux aliments, pour qu'il s'y habitue en douceur.

Parallèlement à cette introduction d'aliments, vous allez progressivement limiter les quantités de lait maternel ou maternisé. **Vers 8 mois, vous pouvez commencer à lui donner des laitages demi-écrémés** pour compenser : la moitié d'un yaourt, puis un yaourt par jour suffit. Vous pouvez également mélanger 1/2 cuil. à soupe de gruyère râpé dans sa purée.

Pendant toute cette période, continuez à éviter autant que possible les céréales et les biscuits (même ceux portant la mention « spécial bébés »), ainsi que les pommes de terre. Ces aliments ont un SLIM-data encore trop élevé pour lui. Si votre enfant fait preuve d'un gros appétit, vous pouvez ajouter un peu de farine à son biberon après 8 ou 9 mois, mais en surveillant bien les quantités.

Entre 15 mois et 3 ans

Ça y est, votre enfant mange maintenant « comme un grand », ou presque ! Il fait trois ou quatre repas par jour. Cela ne veut pas dire qu'il peut manger comme les adultes.

Vous pouvez commencer à lui donner des petites portions de crudités, ainsi que des pommes de terre de préférence cuites dans leur peau. Évitez encore les purées de pommes de terre et de carottes, qui ont un SLIM-data très élevé.

Il peut manger des œufs, mais pas plus d'un par semaine (deux par semaine après 3 ans), car l'œuf a un impact sur le développement hormonal des enfants. L'œuf à la coque reste le plus digeste.

Vous pouvez lui donner un laitage deux fois par jour : un yaourt ou un morceau de fromage à pâte cuite. Mais n'oubliez pas que ces aliments contiennent des protéines qui s'ajoutent à celles de la viande ou du poisson. C'est pourquoi une ration quotidienne de protéines suffit, en plus de ces deux laitages. Évitez les crèmes desserts industrielles, ainsi que les dérivés du soja (lait et yaourt).

L'eau, plate, peu minéralisée et à température ambiante, doit rester la boisson d'accompagnement des repas. Évitez toutes les boissons industrielles. Donnez-lui de temps en temps un jus de fruit frais coupé d'eau.

Après 15 mois, l'enfant peut commencer à manger un peu de pain. Achetez autant que possible du pain au levain et non à la levure. C'est très important ! Le levain est un micro-organisme qui, non content de faire lever la pâte à pain, prédigère certaines substances contenues dans le blé que notre organisme a du mal à métaboliser. Ce conseil est valable pour toute la famille, y compris les adultes ! Le pain idéal : semi-complet et au levain, de préférence bio. Le pain est un véritable aliment, qui doit avoir une vraie place dans le repas. Retenez bien que le bon pain est bon pour la santé et pour la minceur, alors que le mauvais pain est mauvais pour la minceur et pour la santé. Ne lui donnez pas de pain si le repas comporte déjà des pommes de terre, ou un autre aliment de SLIM-data élevé riche en féculents.

À partir de 18 mois, l'enfant peut aussi manger des pâtes ou du riz. Il sait maintenant mastiquer et accepte les aliments solides. Cependant, attendez encore un peu pour lui donner des plats cuisinés en sauce, des pizzas et autres hamburgers. Essayez d'attendre qu'il ait 3 ans pour l'emmener au restaurant ou dîner chez des amis. Ce temps que vous offrez à son métabolisme pour s'habituer à une nourriture saine n'est pas un temps perdu. Au contraire : il programme votre enfant pour sa vie entière, tant en ce qui concerne sa santé que sa vitalité et sa vie psychique et émotionnelle.

Choix et cuisson des pâtes et du riz

• Choisir du riz complet ou du riz brun semi-complet : à calories égales, il contient plus de nutriments et son SLIM-data est plus bas.
• Choisir des pâtes si possible semi-complètes de blé dur et aux œufs (car les protéines et les fibres font baisser le SLIM-data.
• Cuire les pâtes et le riz *al dente*, ce qui signifie qu'ils doivent rester un peu résistants sous la dent. En effet, ce type de cuisson ne transforme pas les hydrates de carbone complexes en sucres simples. Le SLIM-data bas est ainsi préservé.
• Jamais de pâtes ou de riz à cuisson rapide, leur SLIM-data est directement très élevé sans que vous ne puissiez rien y faire. En effet, ils sont tous précuits à haute température et très raffinés, ce qui fait « exploser » leur SLIM-data.

Le tableau des SLIM-data des repas de la petite enfance (jusqu'à 3 ans)

Afin de vous aider à surveiller facilement les SLIM-data des repas de vos enfants, voici un tableau récapitulatif des principaux aliments de la petite enfance. Ils sont classés en fonction du type de repas auquel ils sont le mieux adaptés, notamment le petit déjeuner et le goûter. Si vous désirez des informations sur les aliments qui ne figurent pas dans ce tableau de rappel, consultez le grand tableau des SLIM-data des aliments, p. 83 et suiv.

Petit déjeuner

Zone verte : force de stockage faible
À consommer librement

- Fromage blanc nature [P]
- Jus de fruit frais, préparé à partir des fruits de la zone verte
- Lait maternisé 1er âge [P]
- Lait maternisé 2e âge [P]
- Yaourt nature [P]
- Yaourt aux fruits [P]

Zone orange : force de stockage moyenne
À consommer de préférence
en association avec des aliments de la zone verte

- Céréales de petit déjeuner sans sucre ni matières grasses (de type All-Bran)
- Lait de vache demi-écrémé [P]

Zone rouge : force de stockage assez forte
À consommer toujours en association
avec des aliments de la zone verte

- Biscuits « spécial bébé »
- Céréales nature à base de blé, de maïs ou de riz soufflé
- Céréales chocolatées à base de blé, de maïs ou de riz soufflé
- Céréales au miel
- Céréales aux fruits
- Céréales fourrées
- Farine pour biberon nature
- Farine pour biberon aromatisée
- Lait de vache entier [P]

Déjeuner et dîner

Zone verte : force de stockage faible
À consommer librement

- Tous les légumes de la zone verte (voir p. 85)
- Œuf à la coque ou mollet [P]
- Lait maternisé 1er âge [P]
- Lait maternisé 2e âge [P]
- Petit pot de légumes (sauf la purée de carottes)
- Petit pot de légumes et viande [P]
- Petit pot de légumes et poisson [P]
- Poisson frais ou surgelé à la vapeur [P]
- Soupe ou purée de légumes (sans carottes ni pommes de terre)
- Viande de la zone verte, cuisinée sans matières grasses [P]

Zone orange : force de stockage moyenne
À consommer de préférence
en association avec des aliments de la zone verte

- Jambon blanc dégraissé [P]
- Pain au levain (de préférence complet ou semi-complet)
- Pâtes alimentaires (de préférence complètes et cuites *al dente*)
- Petit pot de fruits
- Purée de pommes de terre au fromage râpé [P]
- Riz complet (riz brun), cuit *al dente*
- Semoule de blé fine

Zone rouge : force de stockage assez forte
À consommer toujours en association
avec des aliments de la zone verte

- Farine pour biberon nature
- Farine pour biberon aromatisée
- Polenta (à la semoule, à la farine de maïs ou à la farine de châtaigne)
- Petit pot de purée de carottes
- Riz blanc

Goûter

<u>Zone verte</u> : force de stockage faible
À consommer librement

- Fromage blanc nature [P]
- Jus de fruits frais, préparé à partir des fruits de la zone verte
- Lait maternisé 1er âge [P]
- Lait maternisé 2e âge [P]
- Yaourt nature [P]
- Yaourt aux fruits [P]

<u>Zone orange</u> : force de stockage moyenne
À consommer de préférence en association avec des aliments de la zone verte

- Biscuit fourré au chocolat
- Chips de pommes (fruit)
- Crème dessert maison légèrement sucrée [P]
- Petit pot de fruits
- Flanc maison légèrement sucré [P]
- Fromage à pâte cuite [P]
- Gâteau de riz maison légèrement sucré [P]
- Gaufre
- Madeleine aux œufs
- Mousse au chocolat maison légèrement sucrée
- Mousse aux fruits industrielle
- Pâtisserie maison, à la farine complète et légèrement sucrée
- Pâte à tartiner au chocolat et/ou aux noisettes (en quantité raisonnable : 2 cuil. à soupe rases par enfant)
- Quatre-quarts au chocolat

<u>Zone rouge</u> : force de stockage assez forte
À consommer toujours en association avec des aliments de la zone verte

- Biscuit « spécial bébé »
- Biscuit fourré à la confiture
- Biscuit sec industriel
- Crème dessert industrielle aromatisée (café, vanille, caramel, chocolat...) [P]
- Crème dessert industrielle à la chantilly [P]
- Farine pour biberon nature
- Farine pour biberon aromatisée
- Fromage fondu à tartiner [P]
- Gâteau de riz industriel [P]
- Lait de vache entier [P]
- Mousse au chocolat industrielle
- Viennoiserie industrielle
- Pâtisserie industrielle

Pour tous les repas

<u>Zone violette</u> : force de stockage très forte
À éviter absolument pendant la grossesse et jusqu'à ce que l'enfant ait 3 ans

- Cacahuète
- Amande fumée industrielle
- Noix de pécan salée industrielle
- Baguette blanche industrielle
- Riz blanc précuit
- Pâtes à cuisson rapide
- Biscotte blanche
- Crackers
- Tous les biscuits d'apéritif fumés chimiquement
- Chips nature ou aromatisées
- Purée de pommes de terre déshydratée en sachets
- Sauces industrielles avec conservateurs, sucre et glutamate (elles font le lit des allergies)
- Tous les desserts industriels mélangeant farines blanches, graisse de palme et sucres raffinés, avec, en plus, des conservateurs, exhausteurs de goût et arômes chimiques
- Tous les pains « longue conservation » sous plastique, qu'ils soient complets ou non

Ce qu'il faut retenir

• Le lait maternel est le meilleur aliment pour tous les nourrissons. Et de loin ! Essayez vraiment d'allaiter votre bébé, c'est le plus beau cadeau que vous puissiez lui faire pour l'accueillir dans la vie.
• Pendant l'allaitement, la jeune maman a besoin d'un apport nutritionnel équilibré et suffisamment abondant. Ce n'est donc pas le moment de faire un régime strict ! En surveillant les SLIM-data de ses repas, elle commencera naturellement à perdre les kilos accumulés pendant la grossesse, sans risque de se carencer en nutriments indispensables.
• Si vous n'allaitez pas votre bébé, choisissez un lait maternisé de bonne qualité et adapté à son âge.
• Dès la fin du 3e mois, vous pouvez commencer à donner à votre bébé des purées de légumes. Commencez par les légumes, avant les fruits, afin d'éviter qu'il ait une préférence marquée pour les aliments sucrés.
• Ensuite, la diversification alimentaire doit être progressive. C'est pendant ces premières années que se construisent les préférences alimentaires de l'enfant, et son équilibre métabolique pour les dix ans à venir.
• Essayez d'éviter, jusqu'à l'âge de 2 ans, les aliments ayant un SLIM-data vraiment élevé.
• Abstenez-vous d'acheter des aliments appartenant à la zone violette : c'est le meilleur moyen pour que personne n'en consomme dans la maison !
• En règle générale, n'interdisez rien ! Préférez les explications aux interdictions, et apprenez à votre enfant le plus tôt possible qu'en associant les aliments, on peut manger de tout.

Ce que vous pouvez expliquer à vos enfants

Il est encore difficile d'expliquer à vos enfants comment fonctionne leur corps et pourquoi il est important de bien se nourrir. Cependant, à partir de 2 ans, vous pouvez tout de même leur donner l'explication suivante :

– Pour qu'une voiture démarre et avance correctement, il faut y mettre de l'essence. C'est pareil pour notre corps. Il a besoin de carburant pour bien fonctionner. Et ce carburant, ce sont les aliments. Tous les aliments. C'est pourquoi il faut manger un peu de tout. Sinon, notre corps ne peut pas fonctionner correctement.

– Certains aliments peuvent mettre la voiture en panne (ceux de la zone violette, sur lesquels vous pouvez commencer à les sensibiliser). Mais ne les diabolisez pas, sinon vos enfants risquent d'en nourrir une frustration qui les amènera à en manger exagérément dès qu'ils seront hors de votre vue (goûters d'anniversaire chez les copains, goûters à l'école...).

8
L'ALIMENTATION IDÉALE DE L'ENFANCE (3-13 ANS)

Ça y est ! Votre enfant a passé le cap précieux des 3 ans et il peut manger de tout. Il peut enfin se mettre à table avec les adultes et partager le menu familial. Pour les jeunes mamans, cette période est souvent vécue comme une libération. La charge de travail s'amenuise, puisqu'on peut préparer le même repas pour tout le monde. L'enfant commence à manger tout seul, même s'il faut encore l'aider à couper les aliments fermes, comme la viande. Enfin, il peut goûter de nouvelles saveurs et élargir la gamme des aliments qu'il connaît et qu'il apprécie. Cependant, **je ne saurais trop vous conseiller de ne pas tomber dans le leurre de la précipitation et de la facilité ! Car c'est précisément à ce moment qu'il convient de redoubler d'attention quant à l'alimentation de votre progéniture.**

■ *Un vaste marché publicitaire*

Jusque-là, les parents étaient les seuls maîtres (ou presque !) de ce que mangeaient leurs enfants. Les petits appréciaient plus ou moins ce qu'on leur donnait, refusant parfois certains aliments à la saveur trop forte ou réclamant ici et là des aliments sucrés, consolateurs dans les moments de chagrin. Mais peu ou prou, le contrôle alimentaire était assez facile. À partir de 3 ans, tout change, et cette évolution est indépendante de votre volonté et de l'éducation que vous transmettez à vos enfants. Sa vraie cause est malheureusement psychosociale. **Les enfants deviennent une cible privilégiée pour les publicitaires** qui leur proposent (notamment dans les spots diffusés à la télévision pendant les programmes qui leur sont destinés) des aliments industrialisés présentés comme spécialement conçus pour eux et pour leur bien-être. Même si les grandes marques de l'industrie agro-alimentaire font régulièrement valoir qu'elles travaillent sous le contrôle de nutritionnistes et de diététiciens, ces aliments ont trop souvent un SLIM-data extrêmement élevé, dû aux sucres et aux différentes céréales raffinées qu'ils contiennent. Même s'ils renferment des vitamines et des minéraux (ce que vantent souvent les publicités), ils entretiennent « en sourdine » une surstimulation du pancréas qui fait le lit progressif de tous les surpoids et problèmes métaboliques majeurs. Mais les publicités sont visuellement dynamiques et alléchantes, et les produits jouent sur la saveur sucrée, la saveur préférée des enfants depuis qu'ils disposent d'organes sensoriels efficaces (soit bien avant la naissance !).

Ce n'est pas un hasard si la consommation de sucre raffiné ne cesse d'augmenter depuis que ce produit, autrefois onéreux et réservé à une élite, est à la portée de toutes les bourses. Depuis un siècle, la consommation de sucre a été multipliée par sept ! Dans les dernières années du XIXe siècle, les Français mangeaient en moyenne 10 kg de sucre par an et par habitant. Dans les années 1920, leur consommation était passée à 30 kg. Et en 2000, nous avons absorbé 70 kg de sucre par personne… Et encore ce chiffre ne concerne que le sucre blanc et ne tient pas compte des sodas, bonbons, gâteaux secs, céréales sucrées, barres chocolatées et autres sucreries. Si l'on en tient compte, c'est par dix que la consommation moyenne de sucre s'est trouvée multipliée dans le même temps ! Une véritable insulte au bon sens...

Les débuts de l'autonomie

S'ajoute à cela le fait que, psychologiquement, l'enfant commence à expérimenter son autonomie. Voilà un bon moment déjà qu'il a compris que sa mère et lui étaient des êtres séparés. Il a d'abord testé la profondeur de son amour et de son attachement, puis il a appris à s'opposer en répétant à l'envi cette syllabe si douce à ses oreilles : « Non ! » Il peut à présent aller plus loin dans l'expérience de la liberté. Et la nourriture constitue pour la plupart des enfants (surtout depuis une vingtaine d'années) un terrain d'expérimentation privilégié ; cette nourriture si étroitement associée à l'image de la mère, celle qui nourrit, celle qui a donné le sein ou le biberon, celle qui prépare les repas et tente d'imposer ses choix alimentaires... Alors, tout naturellement, le « Non ! » désordonné de la toute petite enfance s'applique très souvent aux nouveaux aliments que la mère tente de faire goûter à son enfant, ou aux règles alimentaires qu'elle tente d'imposer.

Pourtant, encore une fois, c'est dans les premières années de l'enfance que se construisent les préférences alimentaires. Si vous parvenez à donner à vos enfants de bonnes habitudes nutritionnelles, sans les priver ni leur interdire quoi que ce soit, elles resteront inscrites à tout jamais dans leur mémoire sensorielle et leur serviront de référence gustative jusqu'à la fin de leur vie. Et il suffit pour cela de surveiller les SLIM-data de leurs repas pendant les premières années de leur vie et de leur donner des réflexes de nutrition santé.

Il s'agit là d'un parcours idéal. Cela n'empêche pas, bien sûr, d'aider les enfants (et toute la famille) à adopter de nouvelles habitudes alimentaires quel que soit leur âge. **Car il n'est jamais trop tard ! Mais plus ces habitudes sont prises tôt, mieux elles sont intégrées.** Celles que l'on adopte dès les premières années influencent à la fois le développement physiologique et la formation du goût. Les comportements qui en découlent sont inculqués pour la vie entière.

■ *Éduquer au lieu d'interdire !*

Je vous propose, pour y arriver, de suivre une règle simple : **éduquer, et non pas interdire**. Tout interdit alimentaire strict, touchant à des aliments que l'enfant apprécie particulièrement, débouche forcément sur une frustration qui le pousse à la transgression. **Si vous ne voulez pas que votre enfant grignote, derrière votre dos, ces aliments d'autant plus adorés que vous les avez exclus de son menu quotidien, n'interdisez rien ! Surtout pas de manière frontale.**

Mieux vaut partir de ce que votre enfant aime, et lui apprendre à associer ces aliments à d'autres, de SLIM-data plus bas, en lui expliquant petit à petit tout le bien que cela fait à son corps. Et les bienfaits sont nombreux, très au-delà de la perte de poids. Comme je vous l'ai déjà expliqué, **la perte de poids n'est qu'un effet secondaire de ma méthode. La rééducation métabolique provoquée par le contrôle des SLIM-data a des effets sur son humeur, son sommeil, sa nervosité, sa capacité de concentration, sa mémoire, son tonus...** C'est le véritable côté « précieux » de cette méthode, au-delà de l'exigence de minceur.

Quel que soit leur âge, vous pouvez commencer à expliquer à vos enfants les différences entre les aliments raffinés et les autres. Vous pouvez par exemple leur montrer la différence entre 1 cuil. à soupe de riz complet et 1 cuil. à soupe de riz précuit : le premier se présente sous la forme de grains colorés et goûteux, alors que l'autre est fait de petits paquets collants et sans saveur. À l'œil, déjà, ces deux aliments ne se ressemblent pas. L'un est brun, l'autre blanc. Et le premier est meilleur pour l'organisme car il apporte des éléments qui ont disparu du second.

Rappelez-vous qu'entre le riz blanc et le riz brun, la densité calorique est à peu près la même. Mais **dans le riz blanc, on a enlevé non seulement des éléments indispensables sur le plan nutritionnel (vitamines, minéraux, fibres...), mais aussi des éléments qui permettent de le digérer et de l'assimiler.** Les organes n'apportent pas la même réponse métabolique quand on mange du riz blanc et quand on mange du riz brun. Le pancréas, notamment, se voit contraint d'augmenter le flux d'insuline lorsqu'on absorbe des aliments ayant des SLIM-data élevés, comme le riz blanc. Ce qui provoque à la fois des fausses faims dues à des mini-crises d'hypoglycémie, et un blocage du centre de la satiété situé dans le cerveau. On mange donc sans que le corps en ait vraiment besoin, et sans entendre les messages du centre de la satiété qui est censé nous prévenir lorsque notre corps a reçu une quantité suffisante de nourriture. Et, **comme ces dérèglements interagissent avec les hormones cérébrales (dopamine, sérotonine...), l'enfant qui mange trop d'aliments ayant un SLIM-data élevé aura un rapport avec le monde moins facile, son humeur sera moins stable, il sera plus agressif, plus rapidement fatigué...** Les micro-crises d'hypoglycémie lui donneront l'envie de manger, très vite après la fin du repas, de préférence des aliments sucrés (barres chocolatées, pâte à tartiner, biscuits, céréales raffinées) qui relanceront le processus insulinique. Et, comme son organisme n'a pas véritablement besoin d'un apport énergétique à ce moment-là, tout cela sera stocké. C'est ce que les scientifiques appellent le « gavage adipocytaire ». Et ainsi de suite... Un vrai cercle vicieux qui ne peut pas trouver de solution dans un contrôle volontaire de l'alimentation, puisque l'envie de manger répond aux ordres du cerveau ; un cerveau déboussolé par les flux d'insuline anarchiques, certes, mais un cerveau dont les ordres sont, de toute façon, prioritaires. **La solution ne peut donc pas venir d'un quelconque régime restrictif (surtout pas chez les enfants !). Elle ne peut venir que d'un rééquilibrage métabolique et d'une réorganisation alimentaire que l'on obtient aisément en associant les aliments (grâce au tableau en couleur, joint à cet ouvrage) de manière à faire baisser le SLIM-data global des repas.**

■ *L'alimentation idéale des 3-7 ans*

À 3 ans, votre enfant a donc, normalement, une alimentation complètement diversifiée. Il peut avoir accès à toute la gamme des saveurs, qui est très vaste. **C'est le moment idéal pour l'aider à ne pas acquérir de mauvaises habitudes.** Le moment, notamment, de limiter en douceur sa consommation de certains produits particulièrement néfastes pour sa ligne et pour sa santé : les sodas (même aux édulcorants) et autres boissons très chargées en additifs et substituts de saveur ; les pâtisseries et viennoiseries industrielles ; les confiseries industrielles... Je vous donnerai un peu plus loin quelques idées pour remplacer ces aliments nocifs.

Un large éventail de besoins nutritionnels

Entre 3 et 13 ans, les enfants sont en pleine croissance. Leur organisme, en permanente construction, a besoin d'un apport nutritionnel complet et régulier.

- **Les protéines** d'abord. On trouve des protéines facilement assimilables dans les produits animaux : viande, poisson, œufs, laitages... Elles servent à construire et à entretenir les éléments nobles du corps : les muscles, les organes, le cerveau... Ce sont donc des éléments de construction indispensables. Cependant, diverses études ont montré que dans les pays occidentaux, les enfants mangent généralement trop de protéines. On estime que 1 g de protéines par kg et par jour constitue un apport suffisant. Ce qui fait, pour un enfant de 20 kg, 20 g de protéines. On les trouve aisément dans 100 g de viande ou de poisson.

- **Les glucides**, que l'on trouve dans les fruits, les céréales, les légumineuses, sont des éléments moteurs. Ils apportent au corps l'énergie qui lui permet de fonctionner au niveau cellulaire, organique, cérébral, musculaire...
- **Les lipides**, constituants des corps gras (huile, beurre, crème...), jouent un rôle de remplissage et de structure. Ils sont indispensables au bon état des parois cellulaires. Ils servent également au stockage de l'énergie mise en réserve en vue d'éventuelles grandes dépenses.
- Tous ces nutriments importants, que l'on appelle « macronutriments », sont reliés entre eux (c'est-à-dire mis en digestion et en mouvement biologique) par les micronutriments, apportés eux aussi par la nourriture. Ce sont **les vitamines, les oligo-éléments, les minéraux, les fibres...** ainsi que l'eau contenue dans les aliments, qui sert à notre hydratation permanente.

À tous les âges, l'acte de se nourrir répond à cet éventail de besoins : construire, entretenir, recharger, dessiner l'organisme. Il faut ajouter à cela la fonction psychosociale de l'alimentation. Le plaisir gustatif et olfactif, la convivialité, le partage des repas envoient au cerveau des messages apaisants qui ont leur importance. **L'équilibre nutritionnel n'est donc pas fait seulement d'éléments séparés, que l'on peut organiser à l'aide d'une calculette ! C'est un tout, impliquant à la fois tous les nutriments et toutes les émotions qui entourent la prise alimentaire.**

Évitez le chantage affectif !

Avant d'entrer dans les détails et les conseils pratiques, je voudrais m'attarder encore sur un point très important : **évitez de développer le moindre chantage affectif avec votre enfant autour de la nourriture**. Il n'a pas à manger pour vous faire plaisir, ou pour recevoir une récompense, mais simplement parce que c'est indispensable à son équilibre, son bien-être et sa santé. L'ère de « une cuillerée pour papa, une cuillerée pour maman » est aujourd'hui révolue !

De la même manière, **évitez de transformer les aliments sucrés en récompenses.** Une telle attitude contribue à « sacraliser » ces aliments, à leur donner une dimension exceptionnelle qui vient s'ajouter à la préférence naturelle qu'ont la plupart des enfants pour les sucreries. Mieux vaut les considérer comme des aliments normaux, au même titre que tous les autres ; des aliments qui ont leur place dans le cadre d'une alimentation équilibrée, aux SLIM-data contrôlés, ni plus, ni moins ! Alors, abstenez-vous de récompenser vos enfants par des friandises lorsqu'ils sont gentils, qu'ils rapportent de bonnes notes de l'école, qu'ils vous ont aidé à tondre la pelouse... Et, évidemment, lorsqu'ils ont mangé toute leur assiette de légumes ! Si ces légumes leur « permettent » de manger une glace au chocolat au moment du dessert, c'est uniquement parce qu'ils font baisser le SLIM-data global du repas. Mais la glace au chocolat ne doit pas devenir la récompense que vous accordez à votre enfant parce qu'il a bien sagement mangé son assiette de légumes.

Dans l'acte de manger, rien ne doit être fait pour vous

satisfaire, vous. Mais tout doit être mis en œuvre pour que vos enfants y trouvent leur compte biologiquement, physiologiquement et psychologiquement, autant pour leur plaisir et l'éducation de leur goût que pour leur santé présente et à venir.

Comme je vous l'ai expliqué plus haut, les protéines sont indispensables à la construction et à l'entretien du corps, mais il n'est pas nécessaire pour autant d'en donner de trop grandes quantités à vos enfants. Si, dans la famille, on a l'habitude de manger régulièrement de la viande, **essayez de limiter la viande rouge à deux ou trois repas par semaine. Les autres jours, variez l'apport protéique avec de la volaille ou du poisson** (favorisez surtout les poissons des mers froides, très riches en acides gras essentiels).

Les poissons riches en acides gras essentiels (AGE)

- alose
- anchois
- anguille
- esturgeon
- hareng
- lamproie
- maquereau
- sardine
- saumon
- thon
- truite saumonée
- espadon
- haddock
- morue

Vous pouvez aussi donner des abats aux enfants, notamment du foie de veau une fois par semaine. Réservez la viande et la volaille pour le repas de midi. Le soir, vous pouvez soit donner une petite portion de poisson, soit ajouter du gruyère râpé dans le potage ou mettre un œuf mollet dans la salade. C'est un apport protéique suffisant.

Si vous avez l'habitude d'en consommer, **vous pouvez commencer à donner à votre enfant des produits à base de soja fermenté, notamment le tofu** qui est un excellent complément protéique même s'il ne peut pas vraiment remplacer la viande ou le poisson car ses protéines sont incomplètes. Le tofu possède une saveur neutre, qui permet de le cuisiner de mille manières.

Vous pouvez aussi donner à votre enfant du pain, à condition de choisir du pain préparé avec du levain, et non de la levure (voir p. 138). L'idéal étant le pain semi-complet au levain. Il s'agit alors d'un véritable aliment, au SLIM-data raisonnable, qui a sa place dans l'alimentation quotidienne des enfants et des adultes. **N'oubliez pas non plus les légumineuses (lentilles, haricots secs, pois chiches...), qui sont excellentes pour les enfants** car elles fournissent beaucoup de micronutriments et de fibres, tout en ayant un SLIM-data assez bas.

Les légumineuses

- lentilles brunes
- lentilles vertes
- lentilles corail
- haricots secs (blancs et rouges)
- pois chiches
- pois cassés
- fèves

Un dernier conseil : entre 3 et 7 ans, les enfants n'aiment pas trop la nouveauté. **Pour leur faire goûter des saveurs nouvelles, intégrez-les à des aliments qu'ils connaissent déjà et qu'ils apprécient. Les purées, les potages ou les plats à l'étouffée sont de bonnes formules.** Ainsi, certains légumes comme le chou-fleur ont une saveur un peu forte que certains enfants repoussent. Commencez par intégrer un peu de chou-fleur dans une purée de courgettes et carottes, mettez des petits bouquets de chou-fleur cru dans une salade composée ou ajoutez un peu de chou-fleur cuit à la vapeur dans un plat de haricots verts sautés avec des poivrons et des oignons. Dans tous les cas, n'ajoutez au plat habituel qu'un seul ingrédient nouveau, et en petite quantité. Puis, peu à peu, au fur et à mesure que le palais de l'enfant s'habitue à la nouveauté, augmentez les doses jusqu'à ce que l'enfant accepte complètement cette saveur nouvelle.

Pour les mêmes raisons, évitez de donner trop tôt aux enfants des plats cuisinés très compliqués. Mieux vaut qu'ils prennent le temps de goûter aux saveurs simples, seules ou associées entre elles. Vous leur ferez goûter plus tard aux épices et aux herbes aromatiques trop « typées » pour les jeunes palais. Pour l'heure, contentez-vous de parfumer les plats avec du persil, du fenouil, des oignons cuits, de la cannelle... Ces produits sont excellents pour eux.

Prévenir la prise de poids des 3-7 ans

Voilà, vous n'avez plus qu'à puiser dans le grand tableau des SLIM-data des aliments (voir p. 83 et suiv.) pour **préparer à vos enfants des plats et des repas dont le SLIM-**

data global ne dépasse pas la couleur orange. En sachant qu'un aliment (ou un plat) rouge absorbé en même temps qu'un aliment (ou un plat) vert produit un SLIM-data global orange. C'est aussi simple que cela !

Voici donc les combinaisons recommandées pour les repas principaux :

1. **3 aliments** (ou plats) **verts**
2. **2 aliments** (ou plats) **verts et 1 aliment** (ou plat) **orange**
3. **2 aliments** (ou plats) **orange et 1 aliment** (ou plat) **vert**
4. **3 aliments** (ou plats) **orange**
5. **1 aliment** (ou plat) **rouge et 2 aliments** (ou plats) **verts**
6. **1 aliment** (ou plat) **vert, 1 aliment** (ou plat) **orange, et 1 aliment** (ou plat) **rouge.**

En sachant qu'à leur âge, les combinaisons idéales sont la 2e et la 3e.

Les combinaisons idéales pour les 3-7 ans

- 2 VERTS + 1 ORANGE

ou

- 2 ORANGE + 1 VERT

Évitez le plus souvent possible les aliments violets et les repas constitués uniquement d'aliments (ou de plats) rouges.

N'oubliez jamais que chaque repas doit comporter une dose de protéines, soit sous forme d'un aliment principal protéiné (comme la viande ou le poisson, indiqués dans les tableaux par le sigle [P]) ; soit sous forme de deux aliments secondaires protéinés (1 yaourt ou 1 œuf intégré à

un plat par exemple, indiqués dans les tableaux sous le signe [1/2 P]) : la viande plutôt au repas de midi, le poisson ou les autres aliments protéinés (notamment les laitages) plutôt au repas du soir.

Ne vous focalisez pas sur les quantités. Je vous rappelle que l'appétit réel de votre enfant, tout comme son « envie de manger », se réguleront naturellement lorsque son pancréas sera rééquilibré et apaisé. Veillez simplement à ce que les deux principaux repas apportent des quantités équivalentes de légumes (crus ou cuits), d'aliments protéinés (viande, poisson, laitages) et de céréales si possible semi-complètes (pain, pâtes, riz...) ou de légumineuses (lentilles, haricots secs, pois chiches...).

Pensez à intégrer une dimension ludique dans les repas : préparez par exemple des repas de couleur, en choisissant des aliments orange (purée orange, clémentine ou mangue, poulet cuit avec un peu de safran non piquant...) ou des aliments verts (purée verte, kiwi ou raisin, filet de poisson arrosé d'une sauce légère aux épinards...) ; présentez cela comme un jeu et profitez-en pour leur faire goûter de nouvelles saveurs de fruits et de légumes.

Si votre enfant a déjà des préférences marquées pour certains aliments dont le SLIM-data est très élevé, ne les supprimez surtout pas, mais veillez à les associer à des aliments ayant un SLIM-data plus faible. Je vous donnerai un peu plus loin des idées de menus et même des recettes qui vous aideront dans votre démarche.

Enfin, rappelez-vous que **la boisson idéale d'accompagnement des repas est l'eau.** Réservez les jus de fruits (coupés ou non d'eau selon les moments et les aliments qu'ils accompagnent) au petit déjeuner et au goûter.

Ces deux repas semblent les plus difficiles à maîtriser avec les enfants. En France, on a l'habitude de prendre des petits déjeuners sucrés, contrairement aux pays anglo-saxons où les gens mangent du salé dès le matin. Ne bouleversez pas complètement les habitudes de votre enfant, essayez plutôt d'en respecter l'essentiel, en y associant ce qu'il faut pour faire baisser le SLIM-data global de ces repas. Voici quelques exemples.

Au petit déjeuner :

- Si votre enfant a l'habitude de manger un bol de céréales avec du lait, choisissez d'abord du lait demi-écrémé, et associez à son repas un jus de fruit frais (non acide). Puis essayez de lui faire goûter d'autres céréales, moins chargées en sucre, en graisses et en additifs chimiques. **Les procédés industriels qui permettent d'obtenir du riz ou du maïs soufflé, ou qui font gonfler les grains de blé, font grimper en flèche le SLIM-data de ces produits.** Faites-lui goûter des mueslis sans sucre ou des flocons d'avoine naturels, auxquels vous pouvez rajouter s'il le désire 1 cuil. à café de sucre brun ou de fructose (dont le SLIM-data est beaucoup plus bas que celui du sirop de glucose couramment utilisé dans les produits industriels), voire un peu de cacao en poudre.

Petit déjeuner version céréales

- 1 bol de lait demi-écrémé **[P] VERT** ;
- 1 petit bol de muesli sans sucre (grâce au lait, il passe de rouge à **ORANGE**) ;

– ou 1 petit bol de flocons d'avoine naturels avec 1 cuil. à soupe de sucre brun ou de fructose et éventuellement un peu de cacao en poudre (grâce au lait, cela passe de rouge à **ORANGE**) ;

- 1 jus de fruit frais (non acide) **VERT**.

- Si votre enfant a l'habitude de manger des tartines, **essayez d'éviter le pain de mie industriel, qui contient une farine hyperraffinée et du sucre.** Préférez des tranches de bon pain au levain (de préférence semi-complet) sur lesquelles il peut mettre un peu de beurre de bonne qualité (non allégé) ou 1 cuil. à soupe de pâte à tartiner au chocolat. Ajoutez à cela 1 bol de lait demi-écrémé et 1 fruit ou 1 jus de fruit (non acide), comme du jus de pomme ou de raisin...

Petit déjeuner version tartines

- 1 bol de lait demi-écrémé **[P] VERT** ;
- 1 ou 2 tranches de pain au levain (de préférence semi-complet) avec un peu de beurre (non allégé) ou 1 cuil. à soupe de pâte à tartiner au chocolat (grâce au lait, l'ensemble devient **ORANGE**) ;
- 1 fruit ou 1 jus de fruit frais (non acide) **VERT**.

- Si vous souhaitez essayer un petit déjeuner salé, n'hésitez pas à copier les Anglo-Saxons ou les Germaniques (ou les Français jusqu'au milieu du XXe siècle !). Vous pouvez choisir un œuf (poché ou à la coque, c'est l'idéal) avec du bon pain, ou des en-cas de poisson (peuples du Nord) ou du poulet, du fromage avec du bon pain, des légumes, des crudités. Certaines personnes restent attachées à la soupe (Japonais, Chinois, Indiens...). À vous de choisir... il y a d'ailleurs davantage de possibilités en « salé » qu'en « sucré ». C'est une question de mode et d'habitude. Notons également que tous les en-cas salés ont plus facilement un SLIM-data bas que les en-cas sucrés.

Petit déjeuner version salée

- 2 tranches de pain au levain (de préférence semi-complet) avec un peu de beurre (non allégé) ORANGE ;
- 1 portion de fromage à pâte cuite (comté, emmental...) [P] ORANGE ;
- 1 fruit ou 1 jus de fruit frais (non acide) VERT.

Pour le goûter :

Au milieu de l'après-midi, les enfants ont des coups de barre d'origine hypoglycémique, le plus souvent vers 16 h 30, à l'heure de la sortie de l'école. Il est alors normal qu'ils mangent afin d'apporter à leur corps l'énergie nécessaire pour tenir jusqu'au repas du soir. Mais **si cette prise alimentaire possède un SLIM-data trop élevé, le tonus sera de courte durée car la production légèrement excessive d'insuline par le pancréas provoquera une mini-crise d'hypoglycémie résiduelle, laquelle poussera l'enfant à manger à nouveau avant le dîner** (voir les explications générales p. 61). Ce processus métabolique aura toujours la même conséquence : des prises alimentaires ordonnées par le cerveau mais dont le corps n'a pas besoin ; un blocage du centre de la satiété qui conduit à manger sans recevoir de message d'arrêt ; un stockage graisseux rapide de cette nourriture en excès grâce à la présence d'insuline dans le sang. **Pour éviter de tomber dans cette ornière, la solution est simple. Il suffit d'intégrer dans le goûter des aliments qui font baisser le SLIM-data global de la prise alimentaire, et notamment un aliment protéiné.**

- Si votre enfant a l'habitude de manger des barres de céréales à l'heure du goûter, préférez celles qui sont enrobées de yaourt, car **la présence de protéines fait baisser le SLIM-data du produit**. Et associez-les à un fruit de la zone verte ou à un yaourt.

- Vous pouvez aussi lui proposer 1 yaourt avec 1 poignée de fruits secs (dattes, figues sèches, abricots secs, amandes, noix, noisettes...). **Les fruits secs et oléagineux sont excellents pour la santé de l'enfant, ils sont très riches sur le plan nutritionnel et disposent d'un SLIM-data raisonnable.** En plus, ils sont faciles à transporter.

Fruits séchés

abricots séchés **ROUGE**
ananas séché **ROUGE**
bananes séchées **ROUGE**
canneberges (cranberries) séchées **ORANGE**
dattes séchées **ROUGE**
figues séchées **ROUGE**
mangues séchées **ROUGE**
papayes séchées **ROUGE**
pâte d'amande **ROUGE**
noix de coco séchée **ORANGE**
pruneaux **ROUGE**
raisins secs (de Smyrne, de Corinthe...) **ORANGE**

Fruits secs oléagineux

amandes **VERT**
cacahuètes **ROUGE**
noisettes **VERT**
noix **VERT**
noix de cajou **ORANGE**
noix du Brésil **ORANGE**
noix de pécan **ORANGE**
noix de macadamia **ORANGE**
pignons de pin **ORANGE**
pistaches **ORANGE**

- Votre enfant peut aussi goûter avec 1 yaourt à boire et 1 fruit, ou 1 yaourt et 1 compote de fruit en berlingot, que vous choisirez avec très peu (ou pas) de sucre ajouté. Pendant le week-end, si vous trouvez le temps de lui cuisiner une compote de fruits et fruits secs (pommes, abricots secs, poires...) sans sucre ajouté, ce sera encore mieux !
- En revanche, je vous demande d'éviter absolument les desserts lactés gélifiés. Dans ces crèmes, le lait (entier le plus souvent) n'a pas été prédigéré par des bactéries, comme c'est le cas dans le yaourt et dans le fromage blanc. **Ces laits gélifiés aromatisés sont beaucoup plus difficiles à digérer, ils fatiguent le système digestif et saturent le foie,** ce qui participe au mauvais fonctionnement métabolique global.
- **Évitez aussi autant que possible les viennoiseries industrielles, car elles cumulent tous les désavantages :** elles sont grasses et sucrées et les farines qui servent à les fabriquer sont hyperraffinées. Elles ont donc un SLIM-data très élevé, aggravé par la présence d'additifs chimiques (agents de saveur, conservateurs, colorants...).
- **Évitez les sodas et les sirops de fruits pour accompagner le goûter.** Préférez des jus de fruits, de préférence frais et coupés d'eau (1/2 de jus de fruit et 1/2 d'eau).

> **Décoder les étiquettes des jus de fruits**
>
> **BON**
> **Jus de** [+ nom du fruit]
> **Pur jus de** [+ nom du fruit]
> **100 % jus de** [+ nom du fruit]
> **Jus de** [+ nom du/des fruits] **à base de concentré(s)**
> **Jus de** [+ nom du/des fruits] **partiellement à base de concentré(s)**
>
> **À ÉVITER**
> **Jus de** [+ nom du fruit] **sucré**
> **Jus de** [+ nom du fruit] **avec addition de sucre**
> **Nectar de** [+ nom du fruit]
>
> CONCLUSION :
> Choisissez avec soin votre jus de fruits, au-delà de sa présentation marketing. Apprenez à être vigilant... cela en vaut vraiment la peine, pour vous et pour vos enfants. Si en plus vous pouvez le choisir bio, c'est vraiment l'idéal pour ce type de produit.

Si votre enfant est déjà en surpoids entre 3 et 7 ans

Si votre enfant souffre déjà d'un excès de poids, vous pouvez suivre les mêmes règles mais avec un peu plus de vigilance car il doit se délester progressivement de ses kilos excédentaires. En outre, s'il a stocké trop de graisse, c'est que son métabolisme est déjà déséquilibré et qu'il est urgent de le ramener vers la normale.

- Essayez dans un premier temps d'**éviter (sans les interdire, bien sûr) les aliments rouges dans les deux principaux repas.**
- **Pour le petit déjeuner et le goûter, associez obligatoirement un aliment vert aux aliments rouges** si vous ne pouvez pas éviter ces derniers sans priver votre enfant.

- Un conseil simple et efficace : **lorsque le repas comporte un aliment rouge, demandez simplement à votre enfant de manger d'abord un aliment vert** (une crudité, par exemple, si c'est un des deux principaux repas ; un yaourt ou un fruit de la catégorie verte si c'est un petit déjeuner ou un goûter). Ce premier aliment, d'index glycémique très bas, va freiner l'impact de l'aliment rouge sur le pancréas et en limiter les effets délétères. Ainsi, non seulement l'association d'un aliment rouge et d'un aliment vert produira une prise alimentaire orange parfaitement acceptable, mais le fait de manger les deux aliments dans cet ordre contribuera à la rééducation métabolique. Vous le voyez, **il ne s'agit pas d'interdire mais seulement d'organiser différemment les repas, même lorsqu'on a un enfant déjà en surpoids**. Tous les enfants peuvent accepter de modifier l'ordre de leur repas sans pour autant ressentir cette frustration insupportable qui les assaille lorsqu'on leur interdit les aliments qu'ils aiment.
- **Essayez surtout (j'insiste !) d'éviter les viennoiseries industrielles.** C'est encore plus important si votre enfant est déjà en surpoids, car ce mélange de farines hyperraffinées, de sucre, de graisses et d'additifs chimiques donne une énorme impulsion de stockage aux adipocytes. Si votre enfant a l'habitude de manger un pain au chocolat pour son goûter, proposez-lui à la place 1 ou 2 tranches de pain au levain, semi-complet de préférence, avec 1 ou 2 cuil. à soupe de pâte à tartiner chocolatée. Cela reste un goûter apprécié des enfants, qui n'a aucun parfum de régime, et pourtant l'impact de cette prise alimentaire sur le métabolisme est totalement différent. Surtout si vous intégrez dans ce goûter 1 yaourt à boire, ou 1 yaourt et 1 jus de fruit frais coupé d'eau.

Programme minceur SLIM-data®

Enfants 3-7 ans

Chaque repas est composé de 3 SLIM-data, dont 1 contenant une source de protéines.

3 aliments (ou plats) **VERTS**
2 aliments (ou plats) **VERTS + 1 aliment** (ou plat) **ORANGE**
2 aliments (ou plats) **ORANGE + 1 aliment** (ou plat) **VERT**
3 aliments (ou plats) **ORANGE**
1 aliment (ou plat) **ROUGE + 2 aliments** (ou plats) **VERTS**
1 aliment (ou plat) **VERT + 1 aliment** (ou plat) **ORANGE**
+ 1 aliment (ou plat) **ROUGE**

Obligatoirement 1 SLIM-data **[P]** Protéines.
En sachant que les combinaisons idéales sont la 2e et la 3e.
Pas d'aliment de la zone violette.

Quelques repas types

Voici quelques menus types dont le SLIM-data global est vert ou orange, donc tout à fait compatible avec la rééducation métabolique des enfants en surpoids. Ils conviennent également aux enfants qui n'ont pas encore de kilos en trop, car ils permettent de leur donner de bonnes habitudes nutritionnelles et de mettre au repos leurs organes digestifs, notamment leur pancréas surstimulé par l'alimentation moderne. Les menus que je vous propose ici sont constitués de plats simples, faciles à réaliser, qui ne dérangent pas le palais des enfants et leur permettent d'élargir progressivement la gamme des aliments qu'ils aiment.

PETIT DÉJEUNER

Petit déjeuner n° 1

- 1 bol de lait demi-écrémé [P] VERT avec 1 cuil. à soupe de cacao en poudre (choisissez du vrai chocolat, et non une préparation déjà sucrée et enrichie en céréales) et un peu de sucre brun ;
- 2 tranches de pain au levain avec un peu de beurre de bonne qualité ORANGE ;
- 1 pomme VERT.

Petit déjeuner n° 2

- 1 œuf à la coque [P] avec 1 tranche de pain au levain légèrement beurrée ORANGE ;
- 2 clémentines VERT ;
- 1 tasse de thé avec un peu de sucre brun, coupé pour moitié de lait demi-écrémé [P] VERT.

Petit déjeuner n° 3

- 1 bol de muesli avec un peu de lait demi-écrémé (et éventuellement un peu de sucre brun si les céréales ne sont pas sucrées) : grâce au lait, le muesli passe de rouge à ORANGE ;
- 1 verre de jus de fruit coupé d'eau VERT ;
- 1 yaourt [P] VERT.

Petit déjeuner n° 4

Lorsque vous êtes pressé

- 1 yaourt à boire [P] VERT ;
- 1 banane pas trop mûre ORANGE ;
- 1 verre de jus de fruit frais VERT.

DÉJEUNER

Déjeuner n° 1

• 1 assiette de carottes râpées, assaisonnées à l'huile d'olive et au citron **VERT** ;
• 1 escalope de veau **[P]** poêlée dans peu de matières grasses, accompagnée d'une purée blanche (recette p. 254) **ORANGE** ;
• 1 orange **VERT**.

Déjeuner n° 2

• 1 portion de poireaux à la vapeur, assaisonnés à l'huile de sésame et au vinaigre de cidre **VERT** ;
• 2 côtes d'agneau grillées **[P]**, accompagnées de pâtes complètes cuites *al dente*, assaisonnées avec un peu de beurre ou d'huile d'olive **ORANGE** ;
• 2 boules de sorbet aux fruits **ORANGE**.

Déjeuner n° 3

• 1 panier surprise : des petits bâtonnets de légumes à manger avec les doigts, trempés dans une sauce au tarama (recette p. 256) **VERT** ;
• 1 morceau de poulet rôti **[P]**, accompagné d'une assiette de graine de couscous aux petits pois (recette p. 258) **ORANGE** ;
• 1 compote de pommes-kiwis, non sucrée **ORANGE**.

Déjeuner n° 4

• 1 salade de tomates saupoudrées de petits morceaux de fromage de chèvre frais **VERT** ;
• 1 tranche de rôti de bœuf [P], accompagnée d'une purée verte (recette p. 255) **ORANGE** ;
• 1 part de tarte aux pommes maison (recette p. 250) **ORANGE**.

GOÛTER

Goûter n° 1

- 1 tranche de quatre-quarts maison (recette p. 261) ORANGE ;
- 1 yaourt à boire [P] VERT ;
- 1 petit bol de cerises VERT.

Goûter n° 2

- 1 tranche de pain au levain avec 1 morceau de fromage à pâte cuite [P] ORANGE ;
- 1 grappe de raisin ORANGE ;
- 1 verre de jus de fruit frais coupé d'eau VERT.

Goûter n° 3

- 1 barre aux céréales chocolatées ORANGE ;
- 1 yaourt aux fruits non sucré [P] VERT ;
- 1/2 mangue fraîche ORANGE.

Goûter n° 4

- 1/2 bol de fruits secs (2 dattes, 1 abricot sec, quelques noix et quelques amandes) ORANGE ;
- 1 bol de fromage blanc nature avec 2 cuil. à café de miel [P] ORANGE ;
- 1 verre de jus de fruit coupé d'eau VERT.

DÎNER

Dîner n° 1

- 1 œuf à la coque [P] avec 1 tranche de pain au levain légèrement beurrée ORANGE ;
- 1 portion de gratin de légumes verts (recette p. 259) VERT ;
- 1 salade de fruits frais VERT.

Dîner n° 2

- 1 potage vert (recette p. 251) VERT ;
- 1 filet de poisson blanc [P] en papillote accompagné de petits pois ORANGE ;
- 1 yaourt aux fruits VERT.

Dîner n° 3

- 1 potage orange (recette p. 252) ORANGE ;
- 1 assiette de raviolis [1/2 P] à la sauce tomate maison (recette p. 260) ORANGE ;
- 1 part de flan aux œufs maison (recette p. 245) [1/2 P] ORANGE.

Dîner n° 4

- 1 potage de cresson au fromage de chèvre frais [1/2 P] (recette p. 253) VERTE ;
- 1 salade de riz au thon [1/2 P] (recette p. 257) ORANGE ;
- 1 crêpe au citron et au sucre brun ORANGE.

Quelques idées de recettes

Vous trouverez à la fin de ce livre quelques idées de recettes adaptées aux enfants de 3 à 7 ans. Vous pouvez vous en inspirer pour créer vos propres préparations, vos propres mélanges, vos propres plats. Toutes ces recettes ont un SLIM-data faible ou moyen, ce qui les range dans la catégorie des aliments verts ou orange.

Potage vert, p. 251
Potage orange, p. 252
Potage de cresson au fromage de chèvre frais, p. 253
Purée blanche, p. 254
Purée verte, p. 255
Panier surprise, p. 256
Salade de riz au thon, p. 257
Graine de couscous aux petits pois, p. 258
Gratin de légumes verts, p. 259
Sauce tomate maison, p. 260
Quatre-quarts à l'orange, p. 261

Quelques conseils complémentaires

Cette rééducation alimentaire et métabolique portera encore mieux ses fruits si vous lui associez quelques gestes d'hygiène de vie.

- **Prenez les repas familiaux à table**, sans vous presser. Cela habituera les enfants à prendre leur temps et à mastiquer suffisamment. C'est indispensable pour un bon métabolisme et une bonne assimilation des aliments.
- **Évitez absolument les repas devant la télé, sauf de manière exceptionnelle.** Lorsqu'on mange en regardant un écran animé, on n'est pas présent à son repas. On ne peut pas mesurer vraiment la quantité d'aliments que l'on absorbe, et on entend moins bien les messages du centre de la satiété car on n'y prête pas attention. En outre, on crée un réflexe conditionné dont il sera difficile de se libérer plus tard, celui

d'associer *automatiquement* regarder la télé = manger ou grignoter.

- D'une manière générale, **efforcez-vous de contrôler le temps que vos enfants passent devant la télé, l'ordinateur ou la console de jeux vidéo.** Limitez-le à 2 heures par jour en semaine et 3 heures par jour le week-end, par exemple.
- **Dès que le temps le permet, faites ensemble des activités à l'extérieur :** promenades à pied, à vélo ou en rollers, jeux de balle... C'est une bonne incitation à l'activité physique. Et toute activité physique aide à la rééducation du pancréas.
- Dès qu'il est en âge de le faire, inscrivez votre enfant à une activité sportive qu'il apprécie. Ne soyez pas trop exigeant sur les résultats, seulement sur la régularité de la pratique. Le but n'est pas qu'il devienne forcément un grand sportif, mais **qu'il prenne l'habitude de bouger régulièrement et qu'il découvre le plaisir que l'on peut éprouver à sentir son corps en mouvement.**

Ce que vous pouvez dire à vos enfants de 3-7 ans

Pour que la rééducation métabolique que je vous propose fasse tout son effet, il faut qu'elle soit acceptée par vos enfants. Vous allez donc devoir leur expliquer les choses avec les mots de leur âge. Voici quelques pistes que vous pouvez explorer :

– Tu ne manges pas seulement pour le plaisir, tu manges surtout parce que la nourriture construit ton corps.

– Tu grandis, et tu grandiras ainsi jusqu'à ce que tu aies atteint ta taille d'adulte. Comme il faut des briques pour construire une maison, ton corps a besoin de briques pour construire tes os, tes muscles, ta peau, ton cerveau, ton cœur... Ces briques, c'est la nourriture qui les apporte.

– Plus tu as une nourriture saine, plus les briques sont de bonne qualité et plus ton corps sera solide.

– Tu peux manger de tout. Mais comme certains aliments n'apportent pas des briques de bonne qualité, il faut manger en même temps d'autres aliments qui les renforcent.

– Les aliments sucrés, par exemple, comme les bonbons ou les barres chocolatées du goûter, ne contiennent pas beaucoup de bonnes briques. Alors, quand tu en manges, il faut que tu manges aussi des aliments qui contiennent de bonnes briques, comme les yaourts.

– En même temps, tu pourras goûter à des tas d'aliments que tu ne connais pas encore et qui contiennent de bonnes briques. Comme ça, tu pourras continuer à grandir avec un corps solide, tout en mangeant les aliments que tu aimes.

Mes associations idéales pour rester mince et en bonne santé

3-7 ans

Mes aliments préférés	**Aliments à y associer** **pour baisser le SLIM-data**
(exemple) 1 barre chocolatée [P] ROUGE	(exemple) VERT : 1 yaourt
....	....
....	....
....	....
....	....
....	....
....	....
....	....
....	....
....	....
....	....
....	....
....	....
....	....
....	....
....	....
....	....
....	....
....	....
....	....
....	....
....	....
....	....
....	....
....	....
....	....
....	....
....	....
....	....
....	....
....	....

Pour établir ces associations, reportez-vous au Grand tableau des SLIM-data des aliments (p. 83 et suiv.) et aux idées de menus (p. 169 et suiv.).

Ma journée santé-minceur 3-7 ans

Chaque repas est composé de 3 SLIM-data,
dont 1 [P] contenant une source de protéines.

3 aliments (ou plats) **VERTS**
2 aliments (ou plats) **VERTS + 1 aliment** (ou plat) **ORANGE**
2 aliments (ou plats) **ORANGE + 1 aliment** (ou plat) **VERT**
3 aliments (ou plats) **ORANGE**
1 aliment (ou plat) **ROUGE + 2 aliments** (ou plats) **VERTS**
1 aliment (ou plat) **VERT + 1 aliment** (ou plat) **ORANGE + 1 aliment** (ou plat) **ROUGE.**

En sachant que les combinaisons idéales sont la 2e et la 3e.
Pas d'aliment de la zone violette.

PETIT DÉJEUNER

....
....
....
....
....

DÉJEUNER

....
....
....
....
....

GOÛTER

....
....
....
....
....

DÎNER

....
....
....
....
....

L'alimentation idéale des 7-13 ans

Quelques années ont passé et votre enfant a gagné en autonomie. À 7 ans, il peut choisir tout seul les aliments de son goûter. À 10 ans, il devient plus difficile de lui faire accepter ce qu'il ne veut pas manger. À 12 ans, il peut grignoter entre les repas sans que vous le sachiez, à moins de faire preuve d'une grande vigilance. Si vous avez commencé dès son plus jeune âge à lui donner de bonnes habitudes nutritionnelles, celles-ci sont déjà suffisamment ancrées pour que son alimentation le prémunisse contre les risques liés aux crises d'hypoglycémie et à l'hyperinsulinisme, notamment l'excès de poids. Mais si ce n'est pas le cas, il n'est pas trop tard pour agir. **Rappelez-vous : il n'est jamais trop tard pour éduquer vos enfants sur le plan nutritionnel !** Au cours de mes trente années de pratique, j'ai pu constater que les rééquilibrages alimentaires étaient bien acceptés à tous les âges, mon « record personnel » étant la rééducation nutritionnelle d'un charmant monsieur de 91 ans !

Attention aux premiers excès

Globalement, les besoins nutritionnels dans cette tranche d'âge sont les mêmes que ceux des enfants plus petits. Du coup, les écueils à éviter sont très proches :

- D'abord, **l'excès d'aliments ayant un SLIM-data très élevé,** tout particulièrement les aliments industriels préparés avec des farines très raffinées, du sucre et des matières grasses ; ainsi que les confiseries et les sodas.

- Ensuite, **l'excès éventuel de protéines** et de graisses animales.
- Enfin, le manque de micronutriments (vitamines, oligo-éléments, minéraux...) et de fibres dû à **la trop faible consommation de produits frais, notamment les fruits et légumes.**

Ce qui change, c'est qu'à cet âge les enfants ont accès à une cuisine plus « élaborée », faisant intervenir des saveurs plus puissantes et des mélanges gustatifs plus riches. Votre enfant peut maintenant aller au restaurant et goûter à tout ce que propose la carte. Il va de temps en temps manger chez ses copains, où il découvre une cuisine forcément différente de celle qu'on lui sert tous les jours à l'école ou à la maison, car chaque foyer possède ses rites et ses habitudes. Il faut noter à ce propos que, très souvent, les enfants acceptent de goûter à l'extérieur, en l'absence des parents, des plats qu'ils refusent à la maison. Tant mieux ! Toute source de diversification des goûts est bonne à prendre.

Parlons un peu des quantités : **l'un des grands avantages de la méthode SLIM-data, c'est qu'il n'y a pas à se soucier des quantités de nourriture qu'absorbent les enfants** (en dehors bien sûr de toute pathologie psycho-émotionnelle ayant un retentissement direct sur le comportement alimentaire). Il suffit de surveiller le SLIM-data de leurs repas. Le rééquilibrage métabolique qui s'installe supprime les fausses faims, réveille le centre de la satiété et la mémoire minceur inscrite au cœur des cellules. **Tout cela permet à votre enfant de réguler naturellement son appétit en fonction de ses besoins réels.** C'est particulièrement important dans cette tranche d'âge, car les besoins des enfants varient rapidement et sont très différents d'un individu à l'autre. Cependant, pendant la période prépubertaire (à partir de

9-10 ans), les enfants ont des besoins accrus car leur croissance s'accélère. Si vous contrôlez les SLIM-data de leurs repas et si vous leur apprenez à les surveiller eux-mêmes au cours des repas qu'ils ne prennent pas à la maison (cantine, repas chez les copains...), le cours de leur appétit suivra celui de leurs besoins réels.

Dans toutes les situations, y compris dans les fast-foods qu'ils commencent à apprécier, les enfants entre 7 et 13 ans peuvent, sans rien s'interdire, organiser eux-mêmes leurs repas de manière à limiter l'impact de certains aliments sur leur système digestif, notamment leur pancréas. Et donc sur leur ligne, sur leur vitalité et sur leur santé au long cours.

Prévenir la prise de poids entre 7 et 13 ans

Tous les gestes pratiques, quel que soit l'âge de l'enfant, reviennent à ce principe de base : **repérer les aliments qui ont un SLIM-data trop élevé et les associer à des aliments qui ont un SLIM-data plus faible pour en limiter l'impact sur le métabolisme,** et tout particulièrement sur la production d'insuline par le pancréas. C'est (encore et toujours) le grand avantage de la méthode SLIM-data.

– **Essayez d'établir, avec votre enfant, une liste des aliments qu'il aime particulièrement.** Tous les aliments, même ceux qui ont un SLIM-data très élevé. Ce petit exercice vous permettra, en tant que parent, de bien cerner ses goûts. Puis consultez ensemble le grand tableau des SLIM-data des aliments (voir p. 83 et suiv.) afin d'y repérer les aliments auxquels il doit faire très attention, dans le but non de les supprimer mais juste de les associer.

– **Ensemble, composez des associations qui lui semblent acceptables** : une barre chocolatée avec un yaourt ; un cheeseburger avec une salade composée ; une pizza avec des tomates à la mozzarella ; une crème glacée avec des kiwis ou des clémentines ; des frites avec un poisson vapeur et une salade verte... Vous remplacerez ainsi les interdits par des réflexes minceur.
– **À partir de 7 ans, les enfants peuvent aisément comprendre le principe de cette méthode et les bénéfices qu'ils peuvent en tirer.** Cette manière de procéder les rend responsables de leur alimentation, avec l'aide et sous le contrôle des parents, et sans frustration insupportable.
– Si votre enfant a l'habitude de boire des sodas, amenez-le progressivement à les remplacer par du jus de pomme ou de raisin coupé d'eau gazeuse. Ce mélange produit une boisson gazeuse et sucrée, qui satisfait leur palais mais dont le SLIM-data est considérablement moins élevé (surtout s'ils l'absorbent à l'intérieur d'une prise alimentaire, notamment le goûter).
– **Cette éducation est très importante si votre enfant déjeune à la cantine de l'école ou du collège,** ce qui est généralement le cas. Sans que cela devienne une obsession, il pourra peu à peu limiter l'impact métabolique de ses repas soit en choisissant une entrée qui fait baisser le SLIM-data du plat principal (les enfants ont souvent le choix entre plusieurs entrées), soit en adaptant sa consommation de pain et de dessert au SLIM-data approximatif des autres plats. S'il a l'habitude de procéder ainsi à la maison (et *a fortiori* si toute la famille adopte ces bonnes habitudes), il ne vivra pas cela comme une contrainte mais comme un jeu et un

instrument de bien-être. Surtout s'il commence à en ressentir les effets bénéfiques sur sa vitalité !

Je vous rappelle que les repas équilibrés peuvent être composés ainsi :

3 aliments (ou plats) **verts**

2 aliments (ou plats) **verts et 1 aliment** (ou plat) **orange**

2 aliments (ou plats) **orange et 1 aliment** (ou plat) **vert**

3 aliments (ou plats) **orange**

1 aliment (ou plat) **rouge et 2 aliments** (ou plats) **verts**

1 aliment (ou plat) **vert, 1 aliment** (ou plat) **orange et 1 aliment** (ou plat) **rouge.**

N'oubliez pas qu'à leur âge, les combinaisons idéales sont la 2e et la 3e.

Les combinaisons idéales
pour les 7-13 ans

- 2 VERTS + 1 ORANGE

ou

- 2 ORANGE + 1 VERT

Évitez le plus souvent possible les aliments violets et les repas constitués uniquement d'aliments (ou de plats) rouges.

Enfin, rappelez-vous que chaque repas doit comporter une dose de protéines, soit sous forme d'un aliment principal protéiné (comme la viande ou le poisson, indiqués dans les tableaux par le sigle [P]) ; soit sous forme de deux aliments secondaires protéinés (1 yaourt ou 1 œuf intégré à un plat par exemple, indiqués dans les tableaux sous le signe [1/2 P]) : la viande plutôt au repas de midi, le poisson ou les autres aliments protéinés (notamment les laitages) plutôt au repas du soir.

Si votre enfant est déjà en surpoids entre 7 et 13 ans

Si votre enfant a déjà des kilos superflus, respectez les mêmes principes en ce qui concerne la composition des repas et l'association entre les différents types d'aliments. Soyez juste un peu plus vigilant.

Voici une méthode qui fonctionne bien avec les enfants de cet âge.

- Procédez d'abord comme je vous l'ai indiqué plus haut : demandez-lui de dresser, avec vous, une liste de ses aliments préférés et voyez ensemble avec quoi il peut les associer afin de faire baisser leur SLIM-data. Pour cela, aidez-vous de la fiche « Mes associations idéales pour rester mince et en bonne santé », p. 185.
- **Ensuite, une fois par semaine (de préférence à la fin du week-end), dressez ensemble, pour les sept jours à venir, des menus qui respectent les grandes règles de la méthode SLIM-data.** Cette méthode a deux avantages : d'abord, cela vous facilite la tâche sur le plan ménager, en ce qui concerne les courses et la préparation des repas ; ensuite, l'enfant s'engage ainsi sur un programme hebdomadaire. C'est une sorte de contrat qui est passé entre vous et lui. Et si, de votre côté, vous respectez le contrat en ce qui concerne la préparation des repas, il se doit de le respecter également en ne changeant pas d'avis au dernier moment. Pour cela, aidez-vous de la fiche « Ma journée santé-minceur », p. 186.
- **Faites particulièrement attention aux aliments de la catégorie violette. Je vous rappelle que ce ne sont pas seulement des aliments anti-minceur, mais surtout**

anti-santé ! Ne les interdisez pas de manière systématique, mais faites en sorte que votre enfant ne les consomme pas machinalement, sans plaisir particulier. S'il n'en tire pas une immense satisfaction, alors il vaut mieux qu'il s'abstienne ou qu'il les remplace par des aliments de saveur proche, mais plus sains. Et, s'il les adore, qu'il les savoure pleinement de temps en temps (toujours en association avec des aliments de SLIM-data très bas, appartenant à la catégorie verte). Cela l'aidera à limiter leur consommation sans pour autant se sentir privé et frustré. Une à deux fois par semaine semble très suffisant.

Mes associations idéales pour rester mince

7-13 ans

Mes aliments préférés	**Aliments à y associer** **pour baisser le SLIM-data**
(exemple) Pâté [P] : ROUGE	(exemple) VERT : Salade verte
....	....
....	....
....	....
....	....
....	....
....	....
....	....
....	....
....	....
....	....
....	....
....	....
....	....
....	....
....	....
....	....
....	....
....	....
....	....
....	....
....	....
....	....
....	....
....	....
....	....
....	....
....	....
....	....
....	....

Pour établir ces associations, reportez-vous au Grand tableau des SLIM-data des aliments (p. 83 et suiv.) et aux idées de menus (p. 188 et suiv.).

Ma journée santé-minceur
7-13 ans

Chaque repas est composé de 3 SLIM-data, dont 1 [P] contenant une source de protéines.

3 aliments (ou plats) **VERTS**
2 aliments (ou plats) **VERTS + 1 aliment** (ou plat) **ORANGE**
2 aliments (ou plats) **ORANGE + 1 aliment** (ou plat) **VERT**
3 aliments (ou plats) **ORANGE**
1 aliment (ou plat) **ROUGE + 2 aliments** (ou plats) **VERTS**
1 aliment (ou plat) **VERT + 1 aliment** (ou plat) **ORANGE + 1 aliment** (ou plat) **ROUGE.**

En sachant que les combinaisons idéales sont la 2e et la 3e.
Pas d'aliment de la zone violette.

PETIT DÉJEUNER

....
....
....
....
....

DÉJEUNER

....
....
....
....
....

GOÛTER

....
....
....
....
....

DÎNER

....
....
....
....
....

Programme minceur SLIM-data®

Enfants 7-13 ans

Chaque repas est composé de 3 SLIM-data,
dont 1 contenant une source de protéines.

3 aliments (ou plats) **VERTS**
2 aliments (ou plats) **VERTS + 1 aliment** (ou plat) **ORANGE**
2 aliments (ou plats) **ORANGE + 1 aliment** (ou plat) **VERT**
3 aliments (ou plats) **ORANGE**
1 aliment (ou plat) **ROUGE + 2 aliments** (ou plats) **VERTS**
1 aliment (ou plat) **VERT + 1 aliment** (ou plat) **ORANGE**
+ 1 aliment (ou plat) **ROUGE**

Obligatoirement 1 SLIM-data **[P]** Protéines.
En sachant que les combinaisons idéales sont la 2e et la 3e.
Pas d'aliment de la zone violette.

Quelques repas types

Voici quelques repas types, dont vous pouvez vous inspirer pour organiser ceux de toute la famille, et tout particulièrement de vos enfants. Leur SLIM-data global est généralement orange, parfois vert.

Ces plats comportent des repas un peu plus sophistiqués que pour les enfants plus jeunes, afin d'élargir encore leur éventail gustatif. C'est une bonne manière de les préparer à l'adolescence. Car, bientôt, ils entreront dans une période où l'opposition aux adultes (en particulier aux parents) sera l'une des manifestations normales de leur évolution. Plus leur palais sera habitué à accepter et à apprécier une large gamme de saveurs, plus ils auront des chances de ne pas trop se déstabiliser sur le plan nutritionnel. Car nombre d'adolescents manifestent leur opposition au milieu parental en refusant de manger avec et comme ces adultes dont ils veulent à tout prix se démarquer.

PETIT DÉJEUNER

Petit déjeuner n° 1

- 1 bol de lait demi-écrémé [P] + 1 cuil. à soupe rase de vrai cacao en poudre (sans sucre ni céréales ajoutés) VERT ;
– ou 1 tisane + 1 yaourt
– ou 1 bol de chicorée avec un nuage de lait demi-écrémé + 1 yaourt
- 2 tranches de pain au levain avec un peu de beurre de bonne qualité ORANGE ;
- 1 fruit de saison VERT.

Petit déjeuner n° 2

- 1 œuf à la coque [P] avec 2 tranches de pain au levain légèrement beurrées ORANGE ;
- 2 clémentines VERT ;
- 1 bol de lait demi-écrémé chocolaté (avec du vrai chocolat en poudre et un peu de sucre brun) [P] VERT.

Petit déjeuner n° 3

- 1 bol de muesli avec du lait demi-écrémé (et éventuellement un peu de sucre brun si les céréales ne sont pas sucrées) [1/2 P] : grâce au lait il passe de rouge à ORANGE ;
- 1 fruit de saison VERT ;
- 1 yaourt [P] VERT.

Petit déjeuner n° 4

Si votre enfant se lève en retard et n'a pas le temps de bien déjeuner le matin, vous pouvez mettre dans son sac :

- 1 yaourt à boire [P] VERT ;
- 1 banane pas trop mûre ORANGE ;
- 1 brique de compote sans sucre ajouté ORANGE.

DÉJEUNER

Déjeuner n° 1

- 1 salade d'épinards frais aux champignons (recette p. 262) VERT ;
- 1 steak de bœuf grillé accompagné de ratatouille provençale [P] VERT ;
- 1 part de gâteau de riz maison [1/2 P] (recette p. 273) ORANGE.

Déjeuner n° 2

- 1 part de quiche aux légumes ORANGE ;
- 1 blanc de poulet [P] au curry léger (recette p. 268), accompagné de chou-fleur à la vapeur VERT ;
- 1 fruit de saison VERT.

Déjeuner n° 3

- 1 flan de légumes VERT [1/2 P] (recette p. 264) ;
- 1 part de sauté de veau aux lentilles (recette p. 271) [P] ORANGE ;
- 1 salade de fruits exotiques (recette p. 272) VERT.

Déjeuner n° 4

Si votre enfant doit manger « sur le pouce », préparez-lui :
- 1 club-sandwich (recette p. 267) [P] ORANGE ;
- 1 yaourt à boire [P] VERT ;
- 1 fruit de saison facilement transportable (pomme, poire, clémentine, banane pas trop mûre...) VERT.

GOÛTER

Goûter n° 1

- 2 tranches de pain au levain avec du fromage de chèvre frais [P] ORANGE ;
- 1 fruit de saison VERT ;
- 1 jus de fruit frais coupé d'eau VERT.

Goûter n° 2

- 1 compote de fruits frais et secs (recette p. 275) ORANGE ;
- 1 bol de fromage blanc aux fruits [P] VERT ;
- 1 verre de jus de fruit frais coupé d'eau VERT.

Goûter n° 3

- 1 part de cake aux fruits (recette p. 274) ORANGE ;
- 1 yaourt à boire [P] VERT ;
- 2 ou 3 clémentines VERT.

Goûter n° 4

S'il doit goûter à l'extérieur, préparez-lui :

- 1 barre aux céréales chocolatées ORANGE ;
- 1 yaourt à boire [P] VERT ;
- 2 ou 3 clémentines VERT.

DÎNER

Dîner n° 1

- 1 part de taboulé (recette p. 266) **ORANGE** ;
- 1 omelette aux légumes **[P] VERT** ;
- 1 part de flan aux œufs maison **[P]** (recette p. 245) **ORANGE**.

Dîner n° 2

- 1 salade de concombres à la menthe (recette p. 263) **VERT** ;
- 1 portion de pâtes à la sauce tomate maison (recette p. 260) **ORANGE** ;
- 1 part de mousse aux fruits (recette p. 287) **ORANGE**.

Dîner n° 3

- 1 avocat aux crevettes **[1/2 P] ORANGE** ;
- 1 tranche de thon braisé aux petits légumes **[P]** (recette p. 269), accompagnée de riz brun **ORANGE** ;
- 2 boules de sorbet aux fruits **ORANGE**.

Dîner n° 4

- 1 potage de légumes **VERT** ;
- 1 risotto au poisson **[P]** (voir recette p. 270) **ORANGE** ;
- 1 yaourt aux fruits **VERT**.

Quelques idées de recettes

Vous trouverez à la fin de ce livre quelques idées de recettes adaptées aux enfants de 7 à 13 ans. Vous pouvez vous en inspirer pour créer vos propres préparations, vos propres mélanges, vos propres plats. Toutes ces recettes ont un SLIM-data faible ou moyen, ce qui les range dans la catégorie des aliments verts ou orange.

Quelques conseils complémentaires

Après 10 ans, les enfants commencent à faire attention à leur apparence. Ils passent des heures dans la salle de bains, choisissent leurs vêtements avec soin pour correspondre au « look » du groupe dont ils veulent faire partie... Ils se préparent ainsi au jeu de la séduction qui commencera vers 12-13 ans. Ils deviennent sensibles aux messages qui touchent à leur ego, à leur apparence et à leur bien-être, car ils savent tous, consciemment ou non, qu'ils plairont davantage s'ils sont (ou restent) minces, et surtout s'ils se sentent bien dans leur peau. **Or, l'alimentation a des effets visibles sur la peau, mais aussi sur l'humeur, la gestion des émotions et les capacités relationnelles.**

Le problème vient en partie du fait qu'à cet âge, on peut tout digérer. On pense donc tout naturellement que ce qu'on digère bien ne peut pas avoir d'impact négatif sur l'organisme. Les pré-ados ne se rendent pas encore compte des effets perturbants de l'alimentation moderne. Pourtant, les organes digestifs souffrent déjà en silence et, lorsqu'ils sont débordés, c'est la peau qui se manifeste la première (peau grasse, boutons, éruptions cutanées, points noirs, acné chronique...). Puis c'est la vitalité qui est atteinte : ils se sentent fatigués, énervés, ils dorment mal, ils deviennent plus agressifs... Ils perdent ainsi peu à peu cette confiance en soi si importante pendant l'adolescence qui s'annonce !

Alors n'hésitez pas, abordez ces problèmes avec eux. Même si vous devez réexpliquer plusieurs fois la même chose, ils finiront par comprendre. « La répétition est l'âme de l'enseignement », disait un vieil instituteur que je côtoyais étant enfant. Il avait raison !

Veillez aussi à ce qu'ils continuent à avoir une activité physique régulière. Qu'il s'agisse d'un vrai sport pratiqué dans un club, ou de sorties sportives familiales ou entre copains, peu importe. L'essentiel est qu'ils s'activent au moins 1 heure deux fois par semaine, pour entretenir leur métabolisme. Ils se sentiront d'autant plus motivés que vous aussi avez une activité physique et que vous pouvez la partager régulièrement avec eux.

Ce que vous pouvez dire à vos enfants de 7 à 13 ans

Voici quelques éléments d'explication accessibles aux enfants à partir de 7 ans. Vous pouvez vous aider de cette grille pour construire votre discours si vous avez besoin d'inspiration...

– Tu es assez grand maintenant pour comprendre que la nourriture n'est pas seulement une source de plaisir. C'est avant tout ce qui nous permet de rester en vie.

– Sais-tu qu'entre le moment où tu es né et celui où tu seras adulte, la taille de ton cœur aura été multipliée par 17 ? Celle de tes jambes par 5 ? Celle de ta tête par 2 ? Sais-tu qu'à chaque seconde, ton corps fabrique 2,5 millions de cellules ? Sais-tu qu'à 2 ans et demi, tu pesais déjà 4 fois plus lourd qu'à ta naissance ? C'est grâce à la nourriture que tous ces prodiges peuvent s'effectuer !

– Sais-tu que, de jour comme de nuit, tu respires 15 à 20 fois par minute pour recharger ton sang en oxygène, et que ton cœur se gonfle et se resserre 60 à 80 fois par minute pour propulser ce sang neuf dans tout ton corps ? C'est encore la nourriture qui fournit le carburant nécessaire à toutes ces opérations !

– Ton corps est le même que celui des enfants qui vivaient il y a un siècle, mais ce que tu manges n'a plus rien à voir avec ce qu'ils mangeaient. Les industriels ont transformé la nourriture, et le corps des gens d'aujourd'hui n'a pas eu le temps de s'y adapter.

– Tu peux aider ton corps à s'adapter ! C'est simple : tu regardes dans le grand tableau des SLIM-data des aliments, tu repères la couleur des aliments que tu aimes, et, s'ils sont rouges, tu les manges en même temps que des aliments verts que tu aimes aussi et dont les goûts se marient bien.

Le tableau des SLIM-data des repas de l'enfance (3-13 ans)

Dans le chapitre 1, vous trouverez un grand tableau des aliments classés selon leur pouvoir de stockage : verts, orange, rouges ou violets (voir p. 83 et suiv.). Voici un rappel des principaux aliments appréciés par les enfants entre 3 et 13 ans, qui vous aidera à vous repérer facilement. Si vous avez besoin de détails sur les aliments qui ne figurent pas dans cette liste réduite, rendez-vous au grand tableau.

Petit déjeuner

Zone verte : force de stockage faible
À consommer librement

- Fromage blanc nature [P]
- Fromages frais (chèvre, brebis, vache) [P]
- Jus de fruit frais, préparé à partir des fruits de la zone verte
- Lait de vache écrémé [P]
- Yaourt de brebis [P]
- Yaourt nature [P]
- Yaourt aux fruits [P]

Zone orange : force de stockage moyenne
À consommer de préférence
en association avec des aliments de la zone verte

- Beurre cru : en quantité mesurée, soit 1 cuil. à café rase par personne.
- Céréales de petit déjeuner sans sucre ni matière grasse (type All-Bran)
- Céréales allégées en sucre et en matières grasses
- Fromage blanc aux fruits ou aromatisé [P]
- Jus de fruit frais préparé à partir des fruits de la zone orange
- Jus de fruit industriel sans colorants ni conservateurs
- Lait de vache demi-écrémé [P]
- Pain au levain (de préférence complet ou semi-complet)
- Pâte à tartiner au chocolat et/ou aux noisettes (en quantité raisonnable : 2 cuil. à soupe rases par personne)

Zone rouge : force de stockage assez forte
À consommer toujours en association
avec des aliments de la zone verte

- Beurre frais (sauf si pas plus de 1 cuil. à café)
- Biscotte complète
- Céréales chocolatées à base de blé, de maïs ou de riz soufflé
- Céréales au miel
- Céréales aux fruits
- Céréales fourrées
- Chocolat instantané pour petit déjeuner
- Confiture
- Lait de vache entier [P]
- Pain de mie blanc ou complet

Déjeuner et dîner

Zone verte : force de stockage faible
À consommer librement

- Crudités variées assaisonnées à la sauce légère
- Crème dessert industrielle, allégée en sucre et en matières grasses
- Œuf à la coque ou mollet [P]
- Tous les légumes de la zone verte, à la vapeur ou sautés dans peu de matières grasses
- Tous les fruits de la zone verte
- Mousse dessert aux fruits industrielle, allégée en sucre et en matières grasses
- Mousse dessert au chocolat industrielle, allégée en sucre et en matières grasses
- Poissons blancs (colin, flétan, sole...) [P]
- Poissons gras (thon, maquereau, hareng, anguille, saumon frais...) [P]
- Poissons semi-gras (sardine, mulet, anchois frais, rouget...) [P]
- Sorbet industriel
- Sorbet maison
- Soupe de légumes (sans carottes ni pommes de terre)
- Viande blanche (veau) [P]
- Volaille (poulet, pintade, caille, pigeon...) [P]

Zone orange : force de stockage moyenne
À consommer de préférence
en association avec des aliments de la zone verte

- Tous les légumes et fruits de la zone orange
- Blini industriel
- Couscous (la graine seule)
- Flan maison [P]
- Fromage à pâte cuite [P]
- Fromage blanc aux fruits [P]
- Gâteau de riz maison [P]
- Jambon blanc [P]
- Légumineuses de la zone orange
- Œuf dur [P]
- Pain au levain (de préférence complet ou semi-complet)
- Pâtes alimentaires (de préférence complètes et cuites *al dente*)
- Pizza au fromage
- Purée de pommes de terre au fromage blanc et au fromage râpé [P]
- Raviolis au jambon préparés à la crème et au fromage râpé [P]
- Riz complet (riz brun), cuit *al dente*

>>>

<u>Zone rouge</u> : force de stockage assez forte
À consommer toujours
en association avec des aliments de la zone verte

- Tous les légumes et les fruits de la zone rouge
- Croque-monsieur industriel [P]
- Fromage fermenté (camembert, bleu, etc.) [P]
- Fromage fondu à tartiner [P]
- Fromage fondu pour croque-monsieur ou hamburger [P]
- Œuf au plat, brouillé ou en omelette [P]
- Pain de mie blanc ou complet
- Pain pour hamburger industriel
- Pain pita industriel
- Pommes de terre
- Purée de pommes de terre au beurre
- Patate douce
- Quiche lorraine [P]
- Viande de porc [P]

Goûter

Zone verte : force de stockage faible
À consommer librement

- Tous les fruits de la zone verte
- Amande, noix, noisette
- Fromage blanc nature [P]
- Fromages frais (chèvre, brebis, vache) [P]
- Jus de fruit frais, préparé à partir des fruits de la zone verte
- Lait de chèvre [P]
- Lait de brebis [P]
- Lait de vache écrémé [P]
- Yaourt de brebis [P]
- Yaourt nature [P]
- Yaourt aux fruits [P]

Zone orange : force de stockage moyenne
À consommer de préférence
en association avec des aliments de la zone verte

- Barre chocolatée aux amandes
- Barre chocolatée à la noix de coco
- Barre chocolatée au caramel
- Barre aux céréales chocolatées
- Biscuit fourré au chocolat
- Céréales allégées en sucre et en matières grasses
- Chips de pomme (fruit)
- Gaufre
- Jus de fruit frais préparé à partir des fruits de la zone orange
- Jus de fruit industriel sans colorant ni conservateur
- Lait demi-écrémé [P]
- Pâte à tartiner au chocolat et/ou aux noisettes (en quantité raisonnable : 2 cuil. à soupe rases par personne)
- Pain au levain (de préférence semi-complet ou complet)
- Quatre-quarts au chocolat
- Tous les fruits de la zone orange

>>>

Zone rouge : force de stockage assez forte
À consommer toujours en association avec des aliments de la zone verte

- Biscotte complète
- Cake industriel
- Céréales nature à base de blé, de maïs ou de riz soufflé
- Céréales chocolatées à base de blé, de maïs ou de riz soufflé
- Céréales au miel
- Céréales aux fruits
- Céréales fourrées
- Chocolat noir
- Chocolat au lait
- Chocolat fourré
- Confiture
- Crème dessert industrielle aromatisée (vanille, caramel, chocolat...) [P]
- Crème dessert industrielle à la chantilly [P]
- Fromage fondu à tartiner [P]
- Gâteau de riz industriel
- Pain de mie blanc ou complet
- Tous les fruits de la zone rouge

Pour tous les repas

Zone violette : force de stockage très forte

- Cacahuète
- Amande fumée industrielle
- Noix de pécan salée industrielle
- Baguette blanche industrielle
- Riz blanc précuit
- Biscotte blanche
- Crackers
- Tous les biscuits d'apéritif fumés chimiquement
- Chips
- Purée de pommes de terre déshydratée en sachets
- Sauce industrielle avec conservateurs, sucre et glutamate
- Tous les desserts industriels mélangeant farines blanches, graisse de palme et sucres raffinés, avec, en plus, des conservateurs, exhausteurs de goût et arômes chimiques

Ce qu'il faut retenir

• À partir de 3 ans, vos enfants peuvent manger de tout, mais leur palais a encore besoin de temps pour s'habituer à certaines saveurs. C'est à vous de mener à bien cette éducation gustative, en leur proposant progressivement de nouvelles saveurs, sans les forcer.

• À partir de 7 ans, vos enfants peuvent vraiment manger de tout, même des plats cuisinés. Vous pouvez les emmener manger au restaurant ou chez des amis.

• Quel que soit leur âge, ne vous souciez pas des quantités qu'ils absorbent : si vous leur donnez de bonnes habitudes nutritionnelles en leur apprenant à associer les aliments de manière à faire baisser le SLIM-data global de leurs repas, ils ne mangeront jamais au-delà des besoins de leur corps. Ils n'auront pas de fausses faims et entendront les messages de leur centre de la satiété.

• Avec les plus petits, essayez d'introduire les nouveaux aliments de manière ludique, et expliquez-leur ce qui se passe dans leur corps avec des mots adaptés à leur âge.

• Avec les plus grands, vous pouvez agir différemment : demandez-leur de faire la liste de ce qu'ils aiment, puis repérez ensemble ces aliments dans le grand tableau (p. 83 et suiv.). Ensuite, mettez au point avec eux des systèmes d'associations qui font baisser le SLIM-data de ces aliments tout en respectant les goûts de vos enfants.

• Avec ceux qui sont encore plus grands, vous pouvez établir ensemble les menus de la semaine, en négociant de manière à respecter leurs goûts et à faire baisser le SLIM-data global de leurs repas. Ensuite, chacun doit respecter ce contrat commun.

9
L'ALIMENTATION IDÉALE DE L'ADOLESCENCE (13-18 ANS)

Les années ont passé et vos petits ont grandi. À partir de 12 ans pour les filles et de 13 ans pour les garçons (ce n'est qu'une moyenne), ils approchent des rives de l'adolescence. Ils commencent à avoir envie de voler de leurs propres ailes. Jusque-là, les parents restent les principaux « ordonnateurs » des repas, même si les enfants peuvent toujours grignoter derrière leur dos. **Mais à l'adolescence, tout change. Et c'est souvent en s'appropriant leur alimentation qu'ils font leurs premiers pas sur le chemin de l'autonomie.** Le rôle des parents devient différent. Plus que jamais, il sera question d'éduquer et d'expliquer, et non d'interdire !

■ *L'âge des grandes mutations*

L'adolescence est un passage complexe, caractérisé à la fois par des transformations physiques, physiologiques, biohormonales, et des mutations psychologiques. **Ce que Françoise Dolto appelait le « complexe du homard » touche les adolescents à des âges variables.** Certains se décident très tôt à mettre à distance le cocon sécurisant qu'avaient tissé autour d'eux leurs parents, prenant rapidement le risque d'avancer sans armure (sans leur « carapace protectrice », disait la célèbre psychanalyste). D'autres patientent davantage et cheminent de manière plus progressive. Mais dans tous les cas, à un moment ou à un autre, les « grands enfants » commencent à expérimenter leur liberté en rejetant plus ou moins violemment le monde des adultes, et tout particulièrement celui de leurs parents.

Comme l'exprime avec finesse le psychanalyste Bruno Bettelheim dans *L'amour ne suffit pas* : « Si les adultes sont si impatients d'obtenir un comportement plus mûr, l'enfant n'est jamais certain que leurs motivations ne traduisent pas surtout leur hâte à se débarrasser d'un devoir désagréable. Il craint qu'ils ne le poussent en avant non pas pour son propre bien, mais pour le leur, et que de meilleures performances obtenues à ce prix ne lui apportent que peu d'autonomie et de maturité réelles. »

Ce rejet des parents se manifeste souvent sur le terrain de la nourriture, cette alimentation qui lie les enfants à leur mère de manière si archaïque, ancienne et profonde ! **C'est donc tout naturellement qu'ils manifestent leur opposition en adoptant un rythme alimentaire totalement déstructuré et en délaissant les repas familiaux pour se réunir entre copains, dans les fast-foods et autres snacks qui leur servent des kebabs ou des pizzas dégoulinants de matières grasses.**

Si vous avez donné à vos enfants de bonnes habitudes nutritionnelles depuis leur petite enfance, vous n'avez pas beaucoup de soucis à vous faire : les écarts caractéristiques de cette période seront limités car ils se heurteront... à leurs goûts ! Ils n'apprécieront pas beaucoup (parce qu'ils n'en auront pas mangé très souvent) les aliments gras et sucrés, les sodas, les produits raffinés et industrialisés à l'extrême... Ils ne se mettront pas à en dévorer à tout-va sous prétexte qu'ils ont besoin de s'affirmer.

Mais lorsque ce n'est pas le cas, la malbouffe de l'adolescence peut atteindre des proportions inquiétantes (voire parfois délirantes). Et c'est dommage, car **cette malbouffe s'inscrit rapidement sous forme de kilos superflus, mais aussi de problèmes de peau, de troubles de l'humeur, de difficultés de concentration, de problèmes relationnels...** Tout cela rend encore plus délicat ce passage vers l'âge adulte qui est déjà, en lui-même, une épreuve difficile.

Heureusement, et je ne le répéterai jamais assez : **il n'est jamais trop tard pour changer quelque chose à vos habitudes alimentaires ou à celles de vos enfants, quel que soit leur âge !** La principale difficulté, lorsque ces derniers parviennent à l'adolescence, c'est d'arriver à les motiver. Pour cela, il vaut mieux essayer de communiquer avec eux sur la base de ce qui les intéresse et les touche : à savoir eux-mêmes et leur bien-être présent. Tous les adolescents sont un peu égocentriques, c'est le moment d'en profiter !

■ *L'âge de la séduction*

À l'adolescence, l'excès de poids est particulièrement difficile à vivre. À cet âge, les jeunes sont très sensibles au regard des autres. Ils se « cherchent » à travers leur image, ils adoptent des styles vestimentaires très précis pour correspondre au groupe, à la bande à laquelle ils désirent appartenir. **Dans le même temps, ils expérimentent leurs premières relations avec le sexe opposé. C'est le début**

de la séduction. Ils cherchent d'abord à être acceptés (la relation avec le groupe), puis appréciés (la relation amicale individuelle) et enfin séduisants (la relation amoureuse).

Qu'est-ce qui rend séduisant à cet âge ? La silhouette, d'abord ! Les adolescents ont des goûts très formatés. Ceux qui sont « bien en chair » ont droit eux aussi à leur part de séduction, bien sûr, mais il est beaucoup plus facile de se fondre dans le groupe lorsqu'on est plutôt mince. Ce sont, à tort ou à raison, les normes esthétiques de l'époque et les adolescents se réfèrent volontiers à des normes. Heureusement, cette norme sociale n'a rien d'absurde car le fait de garder un juste poids pendant l'enfance et l'adolescence est un garant de santé et de bien-être pour les années à venir.

Mais ce n'est pas en abordant le problème sous l'angle de leur santé future que vous aurez des chances de toucher vos ados. Ils se fichent comme d'une guigne de ce que sera leur état de santé lorsqu'ils auront 40 ou 50 ans. Pour eux, ce sont des préoccupations de « vieux » ! Mieux vaut leur parler de la façon dont ils vivent « dans leur corps » à l'instant présent. Car, au-delà de l'apparence physique, **leur manière de bouger et de se tenir contribue à leur séduction. Et une alimentation qui respecte les SLIM-data associée à une activité physique régulière aident à se sentir « bien dans son corps », à dégager une aura de confiance, de sécurité et de stabilité.** Pour les garçons, ce type d'alimentation favorise naturellement l'augmentation de la force physique. Leur corps prend plus d'ampleur et leur musculature se développe. Pour les filles, elle permet non seulement de mincir, mais aussi de tenir à distance le spectre inquiétant de la cellulite (voir p. 230).

À cet âge, il est essentiel de ne pas avoir trop de difficultés relationnelles. La timidité et le manque de confiance en soi sont très perturbants pour les adolescents. Ceux qui se nourrissent mal et qui abusent des aliments ayant un SLIM-data élevé sont plus anxieux, plus nerveux, plus agressifs ; ils ont davantage de doutes ; ils ont moins confiance en eux ; ils ont des relations plus difficiles avec l'autre sexe. Certes, l'alimentation n'est pas la seule en cause dans la genèse de ces problèmes. Mais en contribuant à l'équilibre psychique et émotionnel, une alimentation qui respecte les SLIM-data atténue l'impact qu'ils ont sur la vie quotidienne.

La manière de se nourrir contribue aussi à la réussite des premières expériences sexuelles, qui se situent généralement autour de 17 ans. La perspective de cette première expérience est une source d'angoisse importante (notamment pour les garçons). Or, les crises d'hypoglycémie (mêmes légères) sont les grandes ennemies de la sexualité, de l'érection et de l'orgasme ! Nourriture et sexe ont toujours été étroitement liés. En adoptant une alimentation mesurée, sans interdits ni frustrations, qui respecte le SLIM-data global des repas, les adolescents se donnent toutes les chances de traverser sereinement leur adolescence et de réussir leurs premières expériences sexuelles.

Les perturbations des flux insuliniques provoquées par l'alimentation moderne mal comprise interfèrent avec la production des hormones sexuelles. Et c'est pendant l'adolescence que se met en place la dimension physiologique de la sexualité. Les garçons sécrètent de grandes quantités de testostérone, les filles d'œstrogènes et de progestérone. Sous l'effet de ces hormones, leur corps change rapidement, ainsi que leur humeur et même leur peau. Peau, foie et hormones essaient de trouver leur équilibre et la nourriture, par le biais de son double impact sur le foie et le pancréas, est un acteur majeur de cet équilibre. **Les aliments ayant un SLIM-data élevé ont un effet direct sur la qualité de la peau.** Les sécrétions d'insuline trop élevées, trop fréquentes et anarchiques qu'ils provoquent perturbent la production harmonieuse des flux hormonaux, et indirectement celle des hormones sexuelles. Et les variations d'hormones sexuelles à l'adolescence favorisent la production de sébum et la formation de boutons, véritables terreurs des adolescents des deux sexes.

Dans les contrées qui ne connaissent pas les aliments raffinés, comme la Papouasie-Nouvelle-Guinée, ces problèmes de peau sont quasiment inexistants. Ailleurs, comme chez les Inuits, l'acné juvénile est apparue en même temps que l'alimentation se transformait pour se calquer sur le modèle occidental. La relation entre l'alimentation et la qualité de la peau est donc évidente. L'expérience montre que, **chez les adolescents qui souffrent d'acné juvénile, le simple fait de limiter l'apport d'aliments ayant un SLIM-data élevé, et surtout de les associer à des aliments ayant un SLIM-data bas, afin de contrôler le SLIM-data global des prises alimentaires, suffit le plus souvent à limiter les éruptions de boutons.**

Encore un effet inattendu de l'alimentation : lorsqu'on surveille en douceur le SLIM-data des repas, on a une transpiration moins acide, une meilleure odeur corporelle et une meilleure haleine. Et quand on veut embrasser pour la première fois une jeune fille ou un jeune homme, il vaut mieux ne pas dégager d'odeurs corporelles trop désagréables !

La façon dont ils se nourrissent ne se voit pas seulement sur le visage des ados ou sur leur silhouette, mais aussi dans leur carnet de notes. **Car l'alimentation d'aujourd'hui, raffinée et très riche en glucides d'absorption rapide et en graisses saturées, favorise la fatigue physique et psychique et perturbe la concentration et la mémorisation.** Les ados sont l'objet de coups de pompe au cours desquels ils semblent être ailleurs et ne plus maîtriser leurs réactions et leurs comportements. Leurs résultats scolaires s'en ressentent, tout comme la qualité de leur sommeil et de leur humeur.

Pour les « grands ados » (ceux qui commencent à entrer dans l'âge adulte), le fait de se nourrir sainement peut aussi être une forme de séduction « par la prise de conscience », en ce début de troisième millénaire qui risque de voir le monde subir de graves perturbations. Une jeune fille peut éprouver du respect pour un jeune homme qui a cette conscience de l'impact de la nourriture sur son corps, surtout si cet homme risque (même de manière purement fantasmatique) de devenir le père de ses enfants. De même, un jeune homme peut être mis en confiance par une jeune femme attentive à sa nourriture, sans obsession ni refus du plaisir ; il peut à son tour voir en elle une future mère qui s'occupera bien de la famille qu'ils rêvent de fonder ensemble.

Cette approche nutritionnelle est en relation étroite avec les nouvelles valeurs du XXIe siècle : l'écologie, le respect de la planète... La notion d'écologie nutritionnelle n'est pas seulement liée à la nourriture bio ou à l'obsession du « tout naturel ». **C'est une prise de conscience (retrouvée !) de l'importance et du côté sacré de l'alimentation.** Car c'est elle qui « construit » notre corps et nos énergies au quotidien. C'est elle qui est en partie responsable de nos actions, de nos modes de vie et même de nos jugements et du regard que nous portons sur le monde.

Les cellules qui forment notre organisme se renouvellent sans cesse. Dans huit semaines à compter d'aujourd'hui, il ne restera plus dans votre corps une seule des cellules qui le composent actuellement. Dans sept ans, la matière de votre corps aura changé au point qu'il n'y restera plus un seul atome actuel. Cet extraordinaire renouvellement de matière se fait uniquement à partir de l'air que nous respirons et de la nourriture que nous avalons ! « Nous sommes ce que nous mangeons », dit un vieil adage puisé dans la matière médicale d'Hippocrate. Il est tout à fait juste.

Entre besoins nutritionnels accrus et risques d'excès en tout genre

De quoi ont-ils besoin sur le plan nutritionnel, ces adolescents dont le corps et le mental sont en perpétuelle transformation ? De tout, justement ! **Leur alimentation doit donc leur apporter des protéines en quantité plus importante que pour les enfants plus jeunes** : environ 1 g de protéines par kilo et par jour. Un adolescent qui pèse 60 kg trouvera sa ration de protéines dans 200 g de viande ou de poisson.

Ces adolescents ont aussi besoin d'un bon apport en lipides, notamment des lipides contenant des acides gras essentiels insaturés. **Ces lipides sont indispensables à l'entretien des parois cellulaires, mais ils participent aussi à la production de leurs hormones qui est en plein boum.** Les ados ont aussi un besoin vital de tous les micronutriments essentiels (vitamines, oligo-éléments, minéraux...).

Enfin, ils doivent manger des glucides de qualité qui leur fourniront la grande quantité d'énergie dont leur corps a besoin. Le choix de ces glucides est particulièrement important car, comme je vous l'ai expliqué dans les chapitres précédents, l'impact des aliments glucidiques sur le pancréas et sur la sécrétion d'insuline est très variable selon la qualité des aliments qui les contiennent, leur degré de raffinage et les traitements industriels qu'ils ont subis.

Pour ce qui est des quantités, établir une norme relève de l'impossible. Leur appétit est très fluctuant à cet âge, et ils peuvent dévorer pendant quelques semaines, puis picorer comme des oiseaux pendant les jours qui suivent. L'essentiel est donc de les amener à bien percevoir les messages que leur envoie leur organisme quant à la quantité de nourriture dont ils ont besoin, jour après jour. Et, pour cela, la solution la plus simple et la plus efficace est de leur apprendre à surveiller (grâce au tableau des SLIM-data des aliments) le SLIM-data global de leurs repas. Ainsi, ils éviteront les sécrétions répétées et trop désordonnées d'insuline, les mini-crises d'hypoglycémie, les fausses faims, les blocages du centre de la satiété... Ils n'auront plus qu'à suivre leurs envies, en les « cadrant » grâce au code couleur qui permet d'associer facilement les aliments entre eux.

Autant dire qu'à l'adolescence, l'idée même de régime restrictif est une aberration, autant physiologique que psychologique ! Certaines jeunes filles commencent dès 13 ou 14 ans à suivre des régimes draconiens répétés. Ce sont souvent des adolescentes mal dans leur peau, qui focalisent tout leur malaise sur des kilos superflus, réels ou fantasmés. Non seulement ces régimes restrictifs ne peuvent pas être efficaces à long terme (voir p. 52), mais ils mettent en place très rapidement le processus du fameux « effet Yo-Yo » dont il est si difficile de sortir par la suite. **Au pire, ces régimes trop précoces se transforment en véritables troubles du comportement alimentaire, anorexie ou boulimie**, qui peuvent avoir à moyen terme des conséquences graves, déstabilisantes pour toute la famille, et demandent alors une prise en charge médicale sérieuse.

La seule incitation restrictive que vous puissiez transmettre à vos ados c'est d'éviter le plus souvent possible (sans les interdire pour autant) les aliments de la zone violette du tableau.

Ils doivent surtout éviter les sodas. D'abord les sodas sucrés, bien sûr, qui ont un impact direct et immédiat sur le pancréas et sur le surpoids. Mais aussi les sodas light, dont les édulcorants n'ont pas encore fait la preuve de leur totale innocuité. Ce sont des leurres gustatifs, qui essaient de tromper les organes sensoriels et l'organisme. Et, lorsqu'on trompe son corps, celui-ci finit toujours par réagir. Il semblerait aussi que le gaz et les additifs contenus dans les sodas (light ou non) contribuent à fragiliser les os.

Enfin, je ne saurais trop insister sur le danger que représente la nouvelle génération de sodas enrichis en excitants (caféine, guarana, maté) ou, pire, alcoolisés. Leur présentation banalise la présence de stimulants et d'alcool, ce qui incite les adolescents à les consommer comme de la simple limonade. Ils peuvent ainsi construire, à leur insu, une véritable dépendance aux dopants du système nerveux et à l'alcool, dont ils auront du mal à se défaire par la suite. Quant aux boissons clairement alcoolisées, il va sans dire qu'il faut s'abstenir d'en consommer durant cette période capitale pour leur santé future.

De toutes les manières, la boisson idéale d'accompagnement des repas reste l'eau (de préférence non gazeuse et non glacée). Ils peuvent aussi boire des jus de fruits, de préférence frais et coupés d'eau. Je vous rappelle que le jus de pomme et le jus de raisin coupés d'une eau naturellement gazeuse constituent une très bonne alternative aux sodas.

L'alimentation idéale des ados

La règle majeure, lorsqu'il s'agit de surveiller l'alimentation des adolescents, c'est encore et toujours de ne pas interdire. Croyez-en ma longue expérience : c'est capital à cet âge. **Toute interdiction viendrait renforcer leur tendance naturelle à l'opposition. Mieux vaut expliquer, éduquer, montrer, parler...** jusqu'à ce qu'ils comprennent (et expérimentent dans leur corps !) tous les bénéfices qu'ils peuvent tirer au quotidien des quelques efforts que vous leur proposez de faire. Des efforts bien minimes par rapport au bien-être physique, psychologique et relationnel dont ils pourront profiter. Votre ado sera mieux dans sa peau et plus séduisant(e) : servez-vous souvent de ces arguments clés !

Pour cela, n'hésitez pas à vous inspirer des explications que je viens de vous donner (voir p. 205 et suiv.) ou des conseils plus synthétiques que je vous expose un peu plus loin (voir p. 231). Vous pouvez aussi essayer d'établir une sorte de collaboration au sein de laquelle vous vous mettrez « à son service ». **Demandez-lui de faire une liste de ce qu'il aime manger, tous aliments confondus : les petits déjeuners, les sucreries, les vrais plats, les snacks... Puis repérez ensemble ces aliments dans le tableau qui se trouve à la fin de ce chapitre** (p. 233 et suiv. ou dans le grand tableau p. 83 et suiv., s'ils n'y figurent pas). Il n'aura plus, ensuite, qu'à associer toujours les aliments rouges à des aliments verts pour que le SLIM-data global de ses repas reste orange.

Contrairement à ce qui se passe avec les enfants plus jeunes, votre rôle sera non de le surveiller mais de le seconder, en faisant en sorte qu'il y ait toujours à sa disposition, à la maison, les aliments dont il a besoin pour rééquilibrer ses repas.

Votre but ne doit jamais être de mettre en avant les privations ni les méfaits de certains aliments, mais plutôt de mettre en valeur les bienfaits que lui apportera cette nouvelle attitude alimentaire, pas très contraignante. Votre ado pourra ainsi apprendre à apprivoiser les aliments qu'il aime et à les intégrer dans son alimentation en surveillant leur SLIM-data, et ce pour entretenir son bien-être plus encore que pour perdre ses kilos. Ces réflexes santé se transformeront tout naturellement en réflexes minceur sans qu'il s'en aperçoive, et sans effort particulier de volonté de sa part.

Prévenir la prise de poids entre 13 et 18 ans

Voici un rappel des grandes règles nutritionnelles qui sont applicables à tous les âges : **le SLIM-data global des repas doit rester dans les catégories verte et orange.** Pour cela, il faut que les prises alimentaires soient composées de trois aliments (ou trois plats) dont un contenant des protéines **[P]**, associés de la manière suivante :

1. **3 aliments** (ou plats) **verts**
2. **2 aliments** (ou plats) **verts et 1 aliment** (ou plat) **orange**
3. **2 aliments** (ou plats) **orange et 1 aliment** (ou plat) **vert**
4. **3 aliments** (ou plats) **orange**
5. **1 aliment** (ou plat) **rouge et 2 aliments** (ou plats) **verts**
6. **1 aliment** (ou plat) **rouge, 1 aliment** (ou plat) **orange et 1 aliment** (ou plat) **vert.**

Je vous rappelle que les meilleures combinaisons sont la 2e et la 3e.

Les combinaisons idéales pour les ados

- 2 VERTS + 1 ORANGE

ou

- 2 ORANGE + 1 VERT

Précisez bien à votre adolescent qu'il doit intégrer à chaque repas une dose de protéines, soit sous forme d'un aliment principal protéiné (viande, poisson, volaille, etc., indiqué dans les tableaux par le sigle [P]) soit sous forme de deux aliments secondaires protéinés (1 yaourt ou 1 œuf intégré à un plat par exemple, indiqués dans les tableaux sous le signe [1/2 P]), la viande plutôt à midi et le poisson plutôt le soir.

Il lui faut éviter le plus souvent possible les aliments (ou plats) violets et les repas constitués uniquement d'aliments (ou de plats) rouges.

Vous voyez, c'est simple. Vos adolescents peuvent très facilement acquérir cette habitude, d'abord lorsqu'ils sont à la maison, et ensuite lorsqu'ils mangent à l'extérieur. Car partout, même au restaurant ou dans un fast-food, il est possible de suivre cette règle. Voici quelques exemples :

- *Dans un fast-food* : il vaut mieux privilégier les burgers les plus basiques, ou ceux au fromage qui contiennent moins de sauce grasse, et les manger avec une salade composée. Lorsqu'on a envie de frites, il faut choisir celles qui sont cuites avec leur peau (*potatoes*) et les manger avec une salade composée et un milk-shake, qui apportera des protéines. Mais pour calmer les grosses faims, il vaut mieux manger 2 burgers et 1 salade, plutôt qu'un seul burger avec des frites.

- *Dans une pizzeria* : il vaut mieux choisir 1 pizza contenant des aliments protéinés (jambon, œuf, fromage, fruits de mer, boulettes de viande...) ou 1 plat de pâtes en sauce tomate, et lui associer 1 salade de tomates ou 1 salade verte.
- *Dans un döner kebab* : le kebab en lui-même a un SLIM-data raisonnable, à condition de ne pas être noyé sous une sauce grasse ou accompagné de frites très grasses. On peut alors demander 1 kebab sans frites, avec peu de sauce mayonnaise (voire uniquement de la moutarde) et avec 1 double ration de crudités à la place des frites. Et, dans l'idéal, on peut emporter avec soi 1 yaourt à boire, facile à mettre dans la poche ou dans le sac, que l'on consommera en dessert afin d'atténuer l'impact du kebab.
- *Dans une boulangerie* : il vaut mieux privilégier les sandwichs qui contiennent des crudités et une source de protéines (thon et crudités, saumon fumé et crudités, fromage et crudités, poulet et crudités...), de préférence préparés avec du pain au levain. Pour le dessert, 1 fruit fait l'affaire ou 1 yaourt à boire. Au pire, 1 tarte aux pommes.
- *À l'heure du goûter* : que ce soit à la maison ou à l'extérieur, il faut éviter les viennoiseries et surtout les viennoiseries industrielles. Il vaut mieux 1 ou 2 barres de céréales avec 1 yaourt ; 2 tranches de pain au levain avec un peu de pâte à tartiner chocolatée et 1 yaourt à boire ; 2 tranches de pain au levain avec du fromage frais ou à pâte cuite et 1 fruit...

Pour leur faciliter la tâche à la maison, vous pouvez veiller à ce qu'il y ait toujours, dans le placard et dans le frigo, des aliments que vos ados peuvent consommer

immédiatement, sans avoir à les préparer. Ce sera plus facile pour eux de ne pas se précipiter sur un paquet de gâteaux secs ou sur des brioches en sachet.

Lorsque vous faites les courses, faites le plein de yaourts, de fruits appartenant aux zones verte et orange, de jambon blanc dégraissé (de préférence à la coupe), de fromage frais ou à pâte cuite (si possible de bonne qualité), de légumes frais (des tomates cerises, des concombres et des carottes que vous préparerez en bâtonnets, de la salade verte que vous nettoierez et conserverez dans un torchon propre et humide ou dans une boîte plastique hermétique fermée en faisant le vide et dans laquelle vous aurez mis du papier absorbant pour éviter l'humidité...).

Liste des courses

- yaourts nature et yaourts aux fruits
- fromage frais
- fromage à pâte cuite (comté, emmental, tomme...)
- jambon blanc dégraissé
- blancs de poulet fermier
- thon en boîte
- légumes (des zones verte et orange)
- fruits (des zones verte et orange)
- crevettes cuites
- pain semi-complet au levain
- fruits secs (des zones verte et orange)

N'oubliez pas non plus d'acheter régulièrement du bon pain au levain. Souvenez-vous : le bon pain est bon pour la santé, le mauvais pain est mauvais pour la santé ! Pour qu'il y ait toujours du bon pain disponible à la maison, vous pouvez le faire trancher à la machine par votre boulanger, puis le conserver au congélateur dans un sac de congélation.

Votre ado en sortira une ou deux tranches lorsqu'il en aura envie, et il n'aura qu'à les passer légèrement au grille-pain pour les décongeler et les réchauffer rapidement (sans trop les griller pour autant car cela ferait grimper le SLIM-data du pain).

Lorsque vous cuisinez des plats qu'il aime et dont le SLIM-data est vert ou orange, préparez-en un peu plus et gardez-en quelques portions dans des barquettes individuelles, au réfrigérateur ou au congélateur. Votre ado n'aura plus qu'à les réchauffer lorsqu'il en aura besoin, comme il le ferait avec des plats tout préparés industriels. Ce sera tout aussi pratique pour lui, mais bien meilleur pour son métabolisme ! Faites de même lorsque vous préparez des desserts maison (crèmes, flans aux œufs, crêpes...).

Vous pouvez même réserver à votre ado une zone du frigo dans laquelle vous laissez à son intention du poulet froid, des tranches de rosbif froid, des bâtonnets de surimi, de la sauce vinaigrette, de la sauce légère (un yaourt nature, un peu de moutarde, un jus de citron, quelques herbes aromatiques, du sel et du poivre)... Cela l'aidera à se préparer rapidement et facilement des repas ou des en-cas équilibrés à tout moment de la journée.

Mais **abstenez-vous d'acheter les aliments qu'il doit éviter : pâtisseries industrielles, viennoiseries industrielles, sodas, bonbons, céréales très raffinées...** C'est le meilleur moyen pour qu'il ne soit pas tenté d'en manger – ni lui ni les autres membres de la famille, car ces aliments ne sont bons pour la santé (ni pour la ligne) de personne !

Si votre ado est déjà en surpoids entre 13 et 18 ans

À l'adolescence, le surpoids et l'obésité sont plus fréquents chez les filles que chez les garçons. Cela s'explique : **les hormones sexuelles masculines provoquent naturellement une augmentation de la masse musculaire, alors que les hormones sexuelles féminines provoquent une augmentation de la masse graisseuse.** C'est pour cette raison qu'à l'adolescence, les garçons ont tendance à grandir et à s'affiner, alors que les filles ont tendance à s'arrondir.

Les kilos qui s'installent chez les filles au moment de la puberté s'envolent facilement dès que leur équilibre hormonal est établi. Il ne faut donc pas s'affoler lorsqu'une petite fille plutôt mince prend des rondeurs à l'adolescence. Il suffit qu'elle suive les conseils que j'ai donnés tout au long de ce livre et qu'elle surveille le SLIM-data de ses repas pour retrouver rapidement et sans efforts son juste poids.

Le problème est différent lorsque des enfants arrivent à l'adolescence avec des kilos excédentaires déjà installés. Ils peuvent alors suivre les conseils que j'ai donnés plus haut pour prévenir le surpoids, mais il leur faudra être un peu plus patients et un peu plus vigilants. S'ils sont déjà en surpoids ou obèses, c'est que leur métabolisme et leur système digestif sont déséquilibrés, au point d'avoir provoqué cette accumulation de masse graisseuse inutile. **Pour rééduquer plus rapidement leur métabolisme et leur système digestif, je leur demande simplement :**

- **d'éviter les aliments de la zone rouge (en plus des aliments de la zone violette) pendant 15 jours** (c'est très vite passé !). Ils peuvent manger à leur guise des aliments des zones verte et orange, en incluant toujours un aliment riche en protéines et un aliment vert

à leur repas. Cela constitue une première phase d'« impulsion métabolique minceur » ;
- **ensuite, de suivre les conseils généraux de prévention jusqu'à ce qu'ils aient atteint leur juste poids.** Avec un seul bémol : **il faut qu'ils évitent vraiment les aliments de la zone violette** (à consommer seulement une à deux fois par mois, en cas d'envie très forte) et qu'ils réduisent les repas composés uniquement d'aliments rouges à une fois par semaine au maximum.

En cas de surpoids de l'ado

Éviter vraiment les aliments de la zone violette.
N'en consommer que 1 à 2 fois par mois, en cas d'envie très forte.

Un bon rythme alimentaire peut aider les ados déjà en surpoids ou obèses à se débarrasser plus rapidement de leur excès de poids. Ces conseils sont inspirés de la chronobiologie qui étudie les rythmes internes de notre corps. En effet, notre organisme ne fonctionne pas de la même façon et avec la même intensité à tous les moments de la journée. Tous les processus métaboliques (sécrétion des hormones, synthèse du cholestérol, renouvellement des cellules...) ont leur « emploi du temps » propre. En le respectant, on facilite la rééducation métabolique et la perte de poids. Pour mincir plus vite tout en gardant un bon tonus et en bénéficiant des nombreux avantages de la méthode SLIM-data, il suffit de répartir les repas de la manière suivante :
- Le matin, un bon petit déjeuner (indispensable !) comprenant une source de protéines (yaourt, fromage frais, jambon blanc dégraissé...), une source de glucides (du bon pain ou des céréales contenant peu de

sucre et de graisses ajoutées) et un fruit ou un jus de fruits frais.

- Le midi, un repas solide, avec une portion égale de viande, de légumes et de céréales, et un dessert.
- Au dîner, un repas plus léger avec du poisson ou de la volaille et des légumes, éventuellement une petite portion de céréales et un dessert léger.

Le tout respectant, bien entendu, le SLIM-data global des prises alimentaires.

Certains adolescents objectent qu'ils n'ont jamais faim le matin. Pour que cela change, il leur suffit de manger très légèrement trois soirs de suite. Ces trois petites journées permettent de déclencher un impact cérébral qui modifiera leur rythme intérieur, et par répercussion le rythme de leur appétit.

Enfin, plus encore que ceux qui n'ont pas de kilos en trop, **les ados qui ont des problèmes de poids doivent s'abstenir de grignoter. S'ils ont faim en dehors des repas, il vaut mieux qu'ils s'accordent une vraie collation,** organisée de manière à respecter un SLIM-data vert ou orange. Au début, ils auront l'impression de manger davantage que d'habitude. Pourtant, l'impact de cette collation sur leur organisme sera bien moindre que celui d'un simple pain au chocolat ! Peu à peu, au fur et à mesure que leur fonctionnement digestif et métabolique s'harmonisera et que leur centre de la satiété se réveillera, ces envies de manger entre les repas seront de moins en moins fréquentes et leur rythme alimentaire se régulera tout naturellement. C'est l'un des secrets de cette méthode : nous ne sommes plus dans la logique d'interdits et de frustrations des régimes hypocaloriques, mais dans une rééducation globale des organes digestifs et neurodigestifs.

Programme minceur SLIM-data®

Adolescents 13-18 ans

Chaque repas est composé de 3 SLIM-data,
dont 1 contenant une source de protéines.

3 aliments (ou plats) **VERTS**
2 aliments (ou plats) **VERTS + 1 aliment** (ou plat) **ORANGE**
2 aliments (ou plats) **ORANGE + 1 aliment** (ou plat) **VERT**
3 aliments (ou plats) **ORANGE**
1 aliment (ou plat) **ROUGE + 2 aliments** (ou plats) **VERTS**
1 aliment (ou plat) **VERT + 1 aliment** (ou plat) **ORANGE**
+ 1 aliment (ou plat) **ROUGE**

Obligatoirement 1 SLIM-data **[P]** Protéines.
En sachant que les combinaisons idéales sont la 2e et la 3e.
Pas d'aliment de la zone violette.

Quelques repas types

Voici quelques idées de menus, adaptés aux différents repas, qui prennent en compte les préférences alimentaires les plus fréquentes des adolescents. Vous et votre ado pourrez vous en inspirer.

PETIT DÉJEUNER

Petit déjeuner n° 1

- *Avant 15 ans* : 1 tisane ou 1 bol de chicorée avec un peu de lait demi-écrémé **VERT** ;
- *À partir de 15 ans* : 1 thé (avec éventuellement un peu de lait demi-écrémé), non sucré ou avec un peu de sucre brun **VERT** ;
- 1 œuf à la coque ou mollet **[P]** avec 2 tranches de pain au levain et du beurre de bonne qualité **ORANGE** ;
- 1 compote de fruits non sucrée **VERT**.

Petit déjeuner n° 2

- 1 bol de muesli aux fruits secs avec du lait demi-écrémé ou du fromage blanc **[P]** : grâce au lait, il passe de rouge à **ORANGE** ;
- 1 jus de fruit frais **VERT**.

Petit déjeuner n° 3

- 1 bol de lait demi-écrémé **[P]** chaud, aromatisé avec 1 cuil. à soupe de vrai cacao en poudre (sans céréales ni sucre ajoutés) et un peu de sucre brun **ORANGE** ;
- 2 tranches de pain au levain avec du beurre de bonne qualité **ORANGE** ;
- 1 fruit frais **VERT**

Petit déjeuner n° 4

- *Avant 15 ans* : 1 tisane ou de la chicorée avec un peu de lait demi-écrémé **VERT** ;
- *À partir de 15 ans* : 1 thé (avec éventuellement un peu de lait demi-écrémé), non sucré ou avec un peu de sucre brun **VERT** ;
- 1 yaourt (à manger avant le cake) **[P] VERT** ;
- 2 tranches de cake aux fruits maison (recette p. 274) **ORANGE**.

DÉJEUNER

Déjeuner n° 1

- 1 salade composée (carottes, céleri-rave et chou râpés) **VERT** ;
- 1 cheeseburger maison **[1/2 P]** (recette p. 279), accompagné de haricots verts croquants **ORANGE** ;
- 1 part de flan aux œufs **[1/2 P]** (recette p. 245) **ORANGE**.

Déjeuner n° 2

- 1 salade de tomates à la mozzarella et au basilic **[1/2 P] VERT** ;
- 1 pizza maison au fromage et au jambon **[1/2 P]** (recette p. 280) **ORANGE** ;
- 1 yaourt aux fruits **[1/2 P] VERT**.

Déjeuner n° 3

- 1 tian de légumes (recette p. 286) **[1/2 P] VERT** ;
- 1 croque-monsieur maison **[1/2 P]** (recette p. 278) accompagné de 1 salade de mâche **ORANGE** ;
- 1 fruit frais **VERT**.

Déjeuner n° 4

- 1 salade de pâtes aux 2 saumons **[1/2 P]** (recette p. 277) **ORANGE** ;
- 1 gratin de légumes (recette p. 246) ;
- 1 crêpe fourrée à la compote de fruits.

GOÛTER

Goûter n° 1

- 2 tranches de pain au levain avec du fromage de chèvre frais à la ciboulette [P] ORANGE ;
- 1 compote de fruits frais et secs (recette p. 275) ORANGE ;
- 1 yaourt VERT.

Goûter n° 2

- 1 yaourt à boire [P] VERT ;
- 2 barres de céréales chocolatées : grâce au yaourt, elles passent de rouge à ORANGE ;
- 1 fruit frais VERT.

Goûter n° 3

- 1 yaourt (à manger en premier) [P] VERT ;
- 1 part de quatre-quarts à l'orange (recette p. 261) ORANGE ;
- 1 jus de fruit frais VERT.

Goûter n° 4

- 1 mousse aux fruits maison (recette p. 287) ORANGE ;
- 1 barre aux céréales enrobée de yaourt ORANGE ;
- 1 jus de fruit frais VERT ou industriel ORANGE.

DÎNER

Dîner n° 1

- 1 potage vert (recette p. 251) **VERT** ;
- 1 croustillant de saumon à l'oseille **[P]** (recette p. 281) **ORANGE** ;
- 1 part de gâteau de riz maison **[1/2 P]** (recette p. 273) **ORANGE**.

Dîner n° 2

- 1 part de poulet à la provençale (p. 283) accompagné de purée de courgettes au cumin (recette p. 284) **VERT** ;
- 1 part de tarte aux fruits maison (recette p. 250) **ORANGE**.

Dîner n° 3

- 1 salade de tomates **VERT** ;
- 1 filet de sole à la crème d'avocats (recette p. 282) accompagné d'un peu de riz brun cuit *al dente* **[P] ORANGE** ;
- 1 fruit frais **VERT**.

Dîner n° 4

- 1 salade de fonds d'artichauts aux crevettes roses **[1/2 P]** (recette p. 276) **VERT** ;
- 1 part de riz aux légumes (recette p. 285) **ORANGE** ;
- 1 yaourt **VERT**.

Quelques idées de recettes

Vous trouverez à la fin de ce livre quelques recettes qui vous aideront à modifier en douceur votre façon de cuisiner, tout en continuant à faire plaisir à toute la famille, et particulièrement à vos ados.

Salade de fonds d'artichauts aux crevettes roses, p. 276
Salade de pâtes aux 2 saumons, p. 277

Quelques conseils complémentaires

Pour les adolescents, vous l'avez compris, la méthode SLIM-data est bien plus qu'une technique minceur. C'est une vraie méthode de bien-être et d'épanouissement. Elle portera encore mieux ses fruits s'ils suivent ces quelques conseils complémentaires :

- Je ne saurais trop conseiller aux adolescents **de ne pas commencer à fumer, et d'arrêter très rapidement s'ils sont déjà fumeurs**. Au-delà des problèmes pulmonaires proprement dits, les cigarettes contiennent des métaux lourds très toxiques (cadmium, goudrons...), qui envahissent leur organisme et celui des personnes qui les entourent (tabagisme passif). Ces substances favorisent les dérèglements hépatiques, hormonaux et les terrains allergiques. Ne pas commencer à fumer est un vrai geste santé, pour soi, et à très court terme, bien avant que ne se profile le spectre du cancer du poumon.
- Les procédés de raffinage de l'alimentation moderne débarrassent les aliments de certaines substances

essentielles qui aident justement à lutter contre ces métaux lourds toxiques que l'on trouve dans la cigarette mais aussi dans l'air des grandes villes. **En surveillant les SLIM-data et en évitant les aliments très raffinés, on permet à son corps de mieux lutter contre ces polluants de plus en plus répandus.**

- L'activité physique (pas forcément sportive) est un excellent accompagnateur, et même accélérateur, d'amincissement. Outre son impact direct sur le métabolisme (accélération du rythme cardiaque et de la circulation sanguine, augmentation de l'élimination par la transpiration, renforcement de la masse musculaire, entretien des articulations...), l'activité physique améliore l'image de soi et facilite les relations amicales. Enfin, elle augmente la production de certaines hormones cérébrales responsables du bien-être. Elle est ainsi anti-stress, anti-névrose, anti-« prise de tête ».
- Chez les jeunes qui n'ont pas encore le pancréas très abîmé, la pratique d'une activité physique suffit pour apaiser cet organe. Elle permet donc de manger un peu plus souvent des aliments ayant un SLIM-data élevé (sans exagérer, bien sûr !).
- Quand je parle d'activité physique, je ne parle pas forcément de sport ! Ceux qui aiment pratiquer un sport doivent continuer à le faire régulièrement (deux séances par semaine). Mais pour les autres, **l'activité physique peut se cacher derrière des gestes simples et pas très contraignants : marcher 20 minutes par jour, par exemple, monter souvent des escaliers ou aller régulièrement faire des parties de football avec ses copains dans un parc.**
- Enfin, dans les moments de stress et de tension, voici un exercice simple et très efficace qui permet de

retrouver rapidement son calme. **Cette « respiration zen » peut se pratiquer n'importe où,** dans n'importe quelle position.

Respiration zen

Cet exercice respiratoire peut se pratiquer n'importe où (à la maison, au lycée, dans les transports en commun...), dans n'importe quelle position (debout, assis, couché...). Il suffit de trouver quelques minutes, 2 ou 3 fois par jour.

- Tenez-vous bien droit, la colonne vertébrale souple, les épaules détendues.
- Inspirez naturellement, sans forcer, puis expirez très lentement, toujours par le nez, en contractant les muscles abdominaux, pour expulser tout l'air contenu dans vos poumons.
- Laissez l'inspiration se faire naturellement, sans forcer, avant d'expirer à nouveau très lentement et à fond.

Il faut toujours que l'expiration soit à peu près 3 fois plus longue que l'inspiration : pour vous aider, essayez de compter en inspirant et en expirant. Au début, vous compterez jusqu'à 3 pendant le temps d'inspiration, et jusqu'à 9 pendant le temps d'expiration. Avec la pratique, vous parviendrez à compter jusqu'à 15 en expirant, voire davantage.

Cette respiration a de nombreuses propriétés :
- Elle permet de neutraliser les crises d'hypoglycémie et de réguler l'appétit.
- Elle est très efficace, avant le repas, si vous avez la sensation d'avoir une « faim de loup » incontrôlable.
- Elle l'est tout autant après le repas, si vous avez l'impression de ne pas être rassasié en sortant de table.

Si on la pratique 2 ou 3 fois par jour pendant quelques minutes, cette respiration zen détend, apaise, neutralise les fausses faims et fait disparaître les envies de grignotage.

- **Quelques mots à propos de la cellulite :** ces amas disgracieux de graisse cloisonnée, enflammée, peuvent commencer à se mettre en place dès l'adolescence chez les filles. Les régimes amincissants n'ont pas grand effet sur la cellulite, car cette graisse est comme « coupée » du métabolisme global. Pour les adolescentes qui ont déjà un peu de cellulite, une alimentation qui respecte les SLIM-data, associée à des gestes de massage quotidiens (5 minutes matin et soir) sur les zones à risque (haut des cuisses, culotte de cheval, fesses...), suffit à rétablir le contact métabolique entre les zones touchées et le reste du corps. La cellulite finit par disparaître naturellement, même si le processus est un peu plus lent que pour le reste du surpoids. Pour les adolescentes qui ne connaissent pas encore ce problème, le simple fait de respecter le SLIM-data des prises alimentaires permet de prévenir naturellement la formation de cellulite en maintenant l'équilibre métabolique global de l'organisme. Ces conseils sont très importants, surtout pour les jeunes filles qui ont tendance à avoir un surpoids très localisé. En effet, les années passant, la cellulite devient de plus en plus difficile à débusquer et à traiter. Si ces adolescentes adoptent rapidement une attitude alimentaire et une hygiène de vie saines, elles parviendront à régler le problème avant qu'il ne soit trop profondément ancré dans leur corps.

Ce que vous pouvez dire à vos ados

Cette méthode n'est vraiment pas un régime : aucun aliment n'est interdit ! Tu vas pouvoir manger tout ce que tu aimes, tout en faisant du bien à ton corps.
– Quand tu te nourris mal, tu en subis les conséquences : tu as des boutons, tu te sens mal dans ta peau, tu es plus irritable et plus nerveux, tu as des difficultés de mémorisation et de concentration, tu es fatigué, tu dors mal...
– Et, en plus, tu risques de prendre des kilos !
– Tout cela t'empêche d'être vraiment au top de ta séduction. Or, à l'âge que tu as, c'est important de séduire.
– Pour être au top de ta silhouette, de ton tonus et de ta séduction, il te suffit de suivre cette règle simple : repérer, dans le grand tableau des SLIM-data des aliments (p. 83 et suiv.), ceux que tu aimes vraiment et, s'ils appartiennent à la catégorie rouge, toujours les consommer en même temps que des aliments appartenant à la catégorie verte.
– C'est aussi simple que cela. Et cela suffira pour que tu ressentes très rapidement des bienfaits importants dans ta vie quotidienne.
– Ton corps est une machine extraordinaire. Elle est bien plus performante que le plus perfectionné des ordinateurs ! Savais-tu par exemple qu'au cours d'une vie de durée moyenne, notre cœur bat presque 3 milliards de fois ? Que nous absorbons et digérons environ 40 tonnes de nourriture et 50 000 litres d'eau ? Que nous produisons 40 000 litres de salive et 75 000 litres de sucs gastriques ? Savais-tu aussi qu'à chaque seconde, notre corps fabrique 2,5 millions de cellules neuves ? Une telle machine mérite bien un peu d'attention et d'entretien !
– C'est grâce à la nourriture que nous absorbons et à l'air que nous respirons que tous ces processus peuvent avoir lieu.
– Il ne s'agit pas de te priver de quoi que ce soit, mais de savoir organiser tes repas pour qu'aucun aliment n'entrave le bon fonctionnement de ton corps.
– Tu vas apprendre à associer les aliments de façon « magique » pour les transformer en un message de santé pour tes cellules, tes organes, ton cerveau... tout ton organisme.
– C'est un tout petit effort, par rapport au bien-être que tu ressentiras rapidement dans ton corps. Tout s'améliore : ta silhouette, mais aussi tes résultats scolaires et tes relations avec les autres. Même tes premières expériences sexuelles seront favorisées...
– Tu peux en parler autour de toi. Cette méthode n'a rien de « ringard », elle est plutôt en avance sur son temps. Elle prône les mêmes valeurs que celles de l'écologie planétaire, puisque c'est une méthode d'écologie corporelle et nutritionnelle.

■ *Le tableau des SLIM-data des repas de l'adolescence (13-18 ans)*

Les adolescents ont déjà des habitudes alimentaires bien ancrées. Pour les faire évoluer en douceur, **mieux vaut partir de ce qu'ils aiment et leur apprendre à y associer des aliments susceptibles de faire baisser la force de stockage globale de leur repas**. Voici un tableau proposant les aliments préférés des adolescents, ainsi que d'autres, de force de stockage plus faible, qu'ils peuvent intégrer à leur alimentation. Si vous désirez avoir plus de détails sur des aliments qui ne figurent pas dans cette liste, rendez-vous au grand tableau des SLIM-data des aliments (p. 83 et suiv.).

Petit déjeuner

<u>Zone verte</u> : force de stockage faible
À consommer librement

- Fromage blanc nature [P]
- Fromages frais (chèvre, brebis, vache) [P]
- Jus de fruit frais, préparé à partir des fruits de la zone verte
- Lait de vache écrémé [P]
- Yaourt de brebis [P]
- Yaourt nature [P]
- Yaourt aux fruits [P]

<u>Zone orange</u> : force de stockage moyenne
À consommer de préférence
en association avec des aliments de la zone verte

- Beurre cru (en quantité mesurée, soit 1 cuil. à café rase par personne)
- Céréales de petit déjeuner sans sucre ni matières grasses (genre All-Bran)
- Céréales allégées en sucre et en matières grasses
- Fromage blanc aux fruits ou aromatisé [P]
- Jus de fruit frais préparé à partir des fruits de la zone orange
- Jus de fruit industriel sans colorants ni conservateurs
- Lait de vache demi-écrémé [P]
- Pain au levain (de préférence complet ou semi-complet)
- Pâte à tartiner au chocolat et/ou aux noisettes (en quantité raisonnable : 2 cuil. à soupe rases par personne)

<u>Zone rouge</u> : force de stockage assez forte
À consommer toujours en association
avec des aliments de la zone verte

- Beurre frais (sauf si moins de 1 cuil. à café)
- Biscotte complète
- Céréales chocolatées à base de blé, de maïs ou de riz soufflé
- Céréales au miel
- Céréales aux fruits
- Céréales fourrées
- Chocolat instantané pour petit déjeuner
- Confiture
- Lait de vache entier [P]
- Pain de mie blanc ou complet

Déjeuner et dîner

Zone verte : force de stockage faible
À consommer librement

- Crudités variées assaisonnées à la sauce légère
- Crème dessert industrielle, allégée en sucre et en matières grasses [P]
- Œuf à la coque ou mollet [P]
- Tous les légumes de la zone verte, à la vapeur ou sautés dans peu de matières grasses
- Tous les fruits de la zone verte
- Mousse dessert aux fruits industrielle, allégée en sucre et en matières grasses
- Mousse dessert au chocolat industrielle, allégée en sucre et en matières grasses
- Poissons blancs (colin, flétan, sole...) [P]
- Poissons gras (thon, maquereau, hareng, anguille, saumon frais...) [P]
- Poissons semi-gras (sardine, mulet, anchois frais, rouget...) [P]
- Sorbet industriel
- Sorbet maison
- Soupe de légumes (sans carottes ni pommes de terre)
- Viande blanche (veau) [P]
- Volaille (poulet, pintade, caille, pigeon...) [P]

Zone orange : force de stockage moyenne
À consommer de préférence en association avec des aliments de la zone verte

- Blini industriel
- Beignet de poulet (nugget) [P]
- Burger au poulet [P]
- Cheeseburger, nature ou au bacon [P]
- Couscous [P]
- Fish burger [P]
- Hamburger [P]
- Flan maison [P]
- Fromage à pâte cuite [P]
- Fromage blanc aux fruits [P]
- Gâteau de riz maison [P]
- Jambon blanc [P]
- Les légumineuses de la zone orange
- Œuf dur [P]
- Œuf en gelée [P]
- Poulet pané frit en morceaux [P]
- Pain au levain (de préférence complet ou semi-complet)
- Pâtes alimentaires (de préférence complètes et cuites *al dente*)
- Pizza au fromage
- Purée de pommes de terre au fromage blanc et au fromage râpé [P]
- Raviolis au jambon préparés à la crème et au fromage râpé [P]
- Riz complet (riz brun), cuit *al dente*
- Tous les légumes et fruits de la zone orange

>>>

<u>Zone rouge</u> : force de stockage assez forte
À consommer toujours
en association avec des aliments de la zone verte

- Charcuterie (jambon cru, saucisse, saucisson, pâtés, terrines, rillettes...) [P]
- Choucroute garnie (avec beaucoup de charcuterie) [P]
- Croque-monsieur industriel [P]
- Fromages fermentés (camembert, bleu, etc.) [P]
- Fromage fondu à tartiner [P]
- Fromage fondu pour croque-monsieur ou hamburger [P]
- Œuf au plat, brouillé ou en omelette [P]
- Pain de mie blanc ou complet
- Pain pour hamburger industriel
- Pain pita industriel
- Pomme de terre
- Purée de pommes de terre au beurre
- Patate douce
- Quiche lorraine [P]
- Raviolis à la viande préparés au beurre [P]
- Tous les légumes et les fruits de la zone rouge
- Viande de porc [P]

Goûter

Zone verte : force de stockage faible
À consommer librement

- Tous les fruits de la zone orange
- Amande, noix, noisette
- Fromage blanc nature [P]
- Fromages frais (chèvre, brebis, vache) [P]
- Jus de fruit frais, préparé à partir des fruits de la zone verte
- Lait de chèvre [P]
- Lait de brebis [P]
- Lait de vache écrémé [P]
- Yaourt de brebis [P]
- Yaourt nature [P]
- Yaourt aux fruits [P]

Zone orange : force de stockage moyenne
À consommer de préférence
en association avec des aliments de la zone verte

- Barre chocolatée aux amandes
- Barre chocolatée à la noix de coco
- Barre chocolatée au caramel
- Barre aux céréales chocolatées
- Biscuit fourré au chocolat
- Céréales allégées en sucre et en matières grasses
- Chips de pommes (fruit)
- Gaufre
- Jus de fruit frais préparé à partir des fruits de la zone orange
- Jus de fruit industriel sans colorant ni conservateur
- Lait demi-écrémé [P]
- Pâtes à tartiner au chocolat et/ou aux noisettes (en quantité raisonnable : 2 cuil. à soupe rases par personne)
- Pain au levain (de préférence semi-complet ou complet)
- Quatre-quarts au chocolat
- Tous les fruits de la zone orange

>>>

Zone rouge : force de stockage assez forte
À consommer toujours en association avec des aliments de la zone verte

- Biscotte complète
- Cake industriel
- Céréales nature à base de blé, de maïs ou de riz soufflé
- Céréales chocolatées à base de blé, de maïs ou de riz soufflé
- Céréales au miel
- Céréales aux fruits
- Céréales fourrées
- Chocolat noir
- Chocolat au lait
- Chocolat fourré
- Confiture
- Crème dessert industrielle aromatisée (vanille, caramel, chocolat...) [P]
- Crème dessert industrielle à la chantilly [P]
- Crème de marrons
- Crêpe fourrée industrielle
- Fromage fondu à tartiner [P]
- Gâteau de riz industriel [P]
- Pain de mie blanc ou complet
- Pain d'épice industriel
- Pâte à tartiner au chocolat blanc
- Tous les fruits de la zone rouge

Pour tous les repas

Zone violette : force de stockage très forte

- Cacahuète
- Amande fumée industrielle
- Noix de pécan salée industrielle
- Baguette blanche industrielle
- Riz blanc précuit
- Pâtes alimentaires précuites
- Biscotte blanche
- Crackers
- Tous les biscuits d'apéritif fumés chimiquement
- Chips nature ou aromatisées
- Purée de pommes de terre déshydratée en sachets
- Sauce industrielle avec conservateurs, sucre et glutamate
- Tous les desserts industriels mélangeant farines blanches, graisse de palme et sucres raffinés, avec, en plus, des conservateurs, exhausteurs de goût et arômes chimiques
- Tous les pains « longue conservation » sous plastique, qu'ils soient complets ou non

Ce qu'il faut retenir

L'adolescence est une période de grandes mutations physiques et psychiques, au cours de laquelle les jeunes ont besoin de trouver la voie de leur autonomie. C'est pour cette raison qu'ils rejettent souvent la nourriture familiale et préfèrent manger entre copains, des produits tout prêts, industrialisés, gras et sucrés, bourrés d'additifs chimiques, qui favorisent la prise de poids et déséquilibrent rapidement leur digestion et leur métabolisme global.

- Cette malbouffe a des effets négatifs à moyen terme, qui dépassent largement la prise de poids : fatigue, acné, sautes d'humeur, timidité, agressivité, mauvais sommeil, problèmes de concentration, perturbations hormonales...
- Si vous voulez que vos ados comprennent tout ce qu'ils peuvent gagner à surveiller un peu leur alimentation, ne leur interdisez rien ! Cela ne ferait que renforcer leur tendance naturelle à l'opposition.
- Il vaut toujours mieux dialoguer, expliquer et encore expliquer, en mettant toujours l'accent sur les bienfaits qu'ils ressentiront rapidement, dans leur corps et dans leurs relations avec les autres.
- Demandez-leur de dresser une liste des aliments qu'ils aiment, puis observez ensemble le grand tableau des SLIM-data des aliments (p. 83 et suiv.) pour repérer les aliments rouges et violets. Il suffit ensuite à l'ado de toujours penser à associer ces aliments à des aliments verts. Un réflexe santé simple, qu'il acquerra pour la vie.
- Les adolescents ont généralement un rythme alimentaire décalé par rapport au reste de la famille. Pour aider votre fils ou votre fille à se nourrir correctement lorsqu'il mange tout seul, et à surveiller le SLIM-data de ses prises alimentaires, veillez à ne plus acheter les quelques aliments vraiment néfastes et anti-santé (ceux de la zone violette). Et faites en sorte qu'il ait toujours sous la main, à la maison, des aliments faciles à consommer et ayant un SLIM-data assez bas.
- Ainsi, vous deviendrez la (le) partenaire-confiance de votre ado dans sa rééducation alimentaire et métabolique. Il (elle) constatera très rapidement (en moins de 15 jours) les résultats de cette rééducation alimentaire sur sa ligne, ainsi que sur son bien-être psychologique et corporel. Vous serez alors pour lui (elle) un atout discret mais très efficace, dans cette période clé de transition vers sa vie d'adulte.

ET POUR LES PARENTS ?

Chaque repas est composé de 3 SLIM-data,
dont 1 contenant une source de protéines.

3 aliments (ou plats) **VERTS**
2 aliments (ou plats) **VERTS + 1 aliment** (ou plat) **ORANGE**
2 aliments (ou plats) **ORANGE + 1 aliment** (ou plat) **VERT**
3 aliments (ou plats) **ORANGE**
1 aliment (ou plat) **ROUGE + 2 aliments** (ou plats) **VERTS**
1 aliment (ou plat) **VERT + 1 aliment** (ou plat) **ORANGE**
+ 1 aliment (ou plat) **ROUGE**

Obligatoirement 1 SLIM-data **[P]** Protéines.
En sachant que les combinaisons idéales sont la 2e et la 3e.

Les aliments (ou plats) de la zone VERTE ont une force de stockage faible.
Ils peuvent être consommés librement.

Les aliments (ou plats) de la zone ORANGE ont une force de stockage moyenne.
Ils peuvent être consommés librement, mais généralement associés à des aliments de la zone verte.

Les aliments (ou plats) de la zone ROUGE ont une force de stockage assez forte.
Ils doivent toujours être consommés avec des aliments de la zone verte.

Les aliments (ou plats) de la zone VIOLETTE ont une force de stockage forte.
Ils sont à éviter (à consommer pas plus de 2 fois par mois).

RECETTES

Femmes enceintes | Orange

Salade de pâtes aux légumes

Ce plat doit obligatoirement être associé à un aliment riche en protéines [P].

Pour 4 personnes

INGRÉDIENTS

250 g de pâtes complètes de type *farfalle*
2 tomates bien fermes
1 petite courgette
1 petit poivron vert bien charnu
1 gousse d'ail
2 échalotes
5 brins de basilic
2 cuil. à soupe d'huile d'olive
1 cuil. à soupe de vinaigre balsamique
Sel, poivre du moulin

• Faites chauffer de l'eau salée dans une grande casserole. Dès qu'elle bout, plongez-y les pâtes et remuez afin qu'elles ne collent pas au fond. Laissez cuire le temps nécessaire pour qu'elles soient *al dente*, puis égouttez-les.

• Rincez les tomates, essuyez-les, épépinez-les et coupez-les en petits dés. Rincez le poivron, essuyez-le, épépinez-le et coupez-le en petits dés. Rincez la courgette, essuyez-la, épluchez-la en laissant une bande de peau sur deux, puis prélevez de minces tranches dans le sens de sa longueur avec un couteau économe. Enfin, épluchez les échalotes et coupez-les en tranches fines.

• Épluchez la gousse d'ail et écrasez-la au presse-ail. Mettez cette purée dans le fond d'un saladier. Ajoutez le vinaigre, salez, poivrez, mélangez puis versez l'huile d'olive et mélangez à nouveau. Ajoutez d'abord les tranches d'échalotes. Remuez, puis ajoutez les autres légumes. Mélangez-les et laissez-les s'imprégner de la sauce.

• Prélevez les feuilles de basilic, rincez-les, essorez-les et ciselez-les dans le fond d'un verre. Ajoutez dans le saladier.

• Au dernier moment, ajoutez les pâtes tièdes, mélangez bien et servez en entrée.

Couscous aux légumes

Ce plat doit obligatoirement être associé à un aliment riche en protéines [P].

Pour 4 personnes

INGRÉDIENTS

500 g de graine de couscous, complet de préférence
500 g de courgettes
250 g de petits navets
1 petite boîte de petits pois extra-fins à l'étuvée
1 petite boîte de fonds d'artichauts
2 gousses d'ail
3 cuil. à soupe d'huile d'olive
1 cuil. à soupe de paprika doux en poudre
1/2 cuil. à soupe de cumin en poudre
1 cuil. à café de gingembre en poudre
1 cuil. à café de cannelle en poudre
Sel, poivre du moulin

- Rincez les légumes. Épluchez les navets et coupez-les en morceaux. Épluchez les courgettes en laissant une bande de peau sur deux, puis coupez-les en tronçons. Égouttez les fonds d'artichauts et les petits pois. Épluchez les gousses d'ail et coupez-les en fines lamelles.
- Dans la partie basse d'un couscoussier, faites chauffer 2 cuil. à soupe d'huile d'olive. Mettez les lamelles d'ail, remuez, puis les navets et les artichauts. Mélangez, salez, poivrez et ajoutez les épices. Recouvrez d'eau, baissez le feu, couvrez et laissez cuire à petit feu 30 min.
- Pendant ce temps, versez la graine de couscous dans un saladier, salez, ajoutez la dernière cuillerée à soupe d'huile, mélangez bien et couvrez d'eau tiède. Laissez gonfler pendant 15 min.
- Lorsque les légumes sont cuits, ajoutez les courgettes et les petits pois.
- Mélangez le couscous à l'aide d'une fourchette de manière à bien séparer les grains. Versez dans le panier perforé du couscoussier et placez-le sur la partie basse qui contient les légumes. Montez légèrement le feu et laissez cuire pendant encore 15 min, en arrosant de temps en temps la graine de quelques cuillerées de sauce.
- Servez la graine chaude, accompagnée des légumes et de la sauce.

Crevettes sautées à l'ail et fenouil à l'étouffée

Pour 4 personnes

INGRÉDIENTS

1 kg de grosses crevettes surgelées
1 kg de fenouil
3 gousses d'ail
3 cuil. à soupe d'huile d'olive
1 cuil. à café de cumin en poudre
Sel, poivre du moulin

• Mettez les crevettes dans une passoire, passez-les quelques instants sous l'eau froide puis laissez-les décongeler pendant 30 min.

• Nettoyez les bulbes de fenouil et ôtez les grosses feuilles extérieures trop fermes. Puis coupez chaque bulbe en quatre. Placez-les dans le panier perforé d'un cuit-vapeur. Faites bouillir de l'eau salée dans la partie basse de l'appareil, puis posez le panier perforé par-dessus, couvrez et faites cuire les fenouils à la vapeur pendant 10 min.

• Dans une cocotte, faites chauffer à feu moyen 1 cuil. à soupe d'huile d'olive, puis déposez-y les fenouils mi-cuits. Salez, poivrez, parsemez de cumin, mouillez avec 3 cuil. à soupe d'eau, baissez le feu, couvrez puis laissez cuire à tout petit feu pendant 30 min.

• Épluchez les gousses d'ail, puis coupez-les en fines lamelles.

• Faites chauffer le reste de l'huile d'olive dans une grande poêle, à feu vif. Faites-y dorer les lamelles d'ail pendant 1 min en remuant, puis déposez les crevettes bien à plat sur le fond de la poêle. Baissez un peu le feu et laissez-les cuire 5 min. Puis retournez-les avec une spatule et laissez-les cuire 5 min de l'autre côté.

• Servez-les immédiatement, accompagnées du fenouil au cumin.

Flan aux œufs

Pour 4 personnes

INGRÉDIENTS

3 œufs
50 cl de lait demi-écrémé
3 cuil. à soupe de sucre brun
1 gousse de vanille

• Versez le lait dans une casserole. Incisez la gousse de vanille dans le sens de la longueur avec un couteau pointu, grattez avec la pointe d'un couteau les graines qui se trouvent à l'intérieur de manière à les faire tomber dans le lait. Rajoutez la gousse et faites bouillir.

• Préchauffez votre four à 160 °C (th. 5-6).

• Dans une jatte, battez les œufs et le sucre brun à la fourchette.

• Retirez la gousse de vanille du lait chaud puis versez-le sur les œufs battus en remuant sans arrêt.

• Versez ce mélange dans un moule antiadhésif. Posez le moule dans un plat allant au four de taille supérieure, à bords hauts, puis remplissez ce dernier d'eau. L'eau doit arriver à peu près au niveau de la surface du flan. Enfournez et laissez cuire environ 45 min.

• Laissez refroidir le flan avant de le démouler. Servez frais, en dessert, accompagné éventuellement d'une salade de fruits frais.

Mère qui allaite | Vert

Gratin de légumes

Ce plat doit obligatoirement être associé à un aliment riche en protéines [P].

Pour 4 personnes

INGRÉDIENTS

500 g de courgettes
2 poivrons verts de taille moyenne
4 tomates fermes
2 oignons
3 gousses d'ail
80 g de gruyère râpé
2 branches de thym
4 fleurs de badiane
2 cuil. à soupe d'huile d'olive
Sel, poivre du moulin

• Rincez les tomates, les courgettes et les poivrons, essuyez-les. Épépinez les poivrons et coupez-les en fines lamelles. Épluchez les oignons et coupez-les en rondelles fines. Épluchez les courgettes en laissant une bande de peau sur deux, puis coupez-les en petits dés. Épluchez les gousses d'ail et coupez-les en fines lamelles. Enfin, plongez les tomates pendant quelques secondes dans de l'eau bouillante, épluchez-les puis coupez-les en dés.

• Dans une cocotte, faites chauffer l'huile d'olive à feu moyen. Mettez-y d'abord l'ail, remuez, laissez dorer 1 min, puis ajoutez les rondelles d'oignon et les lamelles de poivron. Mélangez encore, salez, poivrez, et laissez dorer encore 5 min. Ajoutez les dés de courgettes et de tomates, ainsi que le thym et la badiane. Mélangez, baissez le feu, couvrez et laissez cuire ainsi à petit feu pendant 30 min.

• Si la préparation lâche beaucoup d'eau, enlevez le couvercle à mi-cuisson et laissez finir de cuire à découvert. L'eau de cuisson doit être complètement évaporée et les légumes légèrement confits.

• Préchauffez votre four à 180 °C (th. 6).

• Laissez tiédir les légumes, puis ôtez les branches de thym et la badiane. Remplissez 4 petits ramequins en terre cuite avec la préparation, parsemez de fromage râpé et enfournez. Laissez gratiner pendant environ 10 min.

• Servez chaud en entrée ou en accompagnement d'un plat principal (poisson, volaille).

Bœuf aux carottes

Pour 4 personnes

INGRÉDIENTS

1 kg de bœuf à braiser, dégraissé et coupé en morceaux
500 g de carottes
300 g de riz brun
1 verre de bon vin rouge
2 cuil. à soupe d'huile de tournesol
1 bouquet garni (thym, laurier, romarin)
Sel, poivre du moulin

• Faites chauffer l'huile de tournesol dans une cocotte à feu moyen, puis mettez les morceaux de viande à dorer pendant 5 min, en les remuant régulièrement.

• Salez, poivrez, ajoutez le bouquet garni, versez le vin rouge et 25 cl d'eau tiède. Couvrez et laissez cuire pendant 1 h 30 à feu doux.

• Pendant ce temps, épluchez les carottes et coupez-les en tronçons. Puis au bout de 1 h 30 de cuisson, ajoutez les morceaux de carottes dans la cocotte, couvrez et laissez cuire encore 30 min. À la fin de la cuisson, les carottes doivent être encore légèrement croquantes alors que la viande doit être fondante.

• Pendant ce temps, faites cuire le riz dans de l'eau bouillante salée. Veillez à ce qu'il reste légèrement ferme.

• Servez le bœuf aux carottes accompagné d'une timbale de riz.

Gratin de poisson aux courgettes

Pour 4 personnes

INGRÉDIENTS
800 g de filets de poisson blanc
1 kg de courgettes
3 gousses d'ail
1/2 citron (jus)
1 bouquet garni (thym, laurier, romarin)
80 g de gruyère râpé
1 cuil. à soupe de chapelure
2 cuil. à soupe d'huile d'olive
Sel, poivre du moulin

• Rincez les courgettes puis épluchez-les en laissant une bande de peau sur deux et coupez-les en rondelles. Épluchez les gousses d'ail et coupez-les en fines lamelles.

• Faites chauffer de l'eau dans la partie basse d'un cuit-vapeur, ajoutez-y du sel et le bouquet garni. Mettez le poisson à cuire dans le panier perforé du cuit-vapeur pendant 5 à 10 min selon l'épaisseur des filets.

• Faites chauffer l'huile d'olive dans une cocotte à feu moyen, mettez-y les lamelles d'ail. Remuez, puis ajoutez les courgettes. Salez, poivrez, mouillez avec un verre d'eau, couvrez, baissez le feu et laissez cuire pendant 20 min environ, jusqu'à ce que les courgettes soient fondantes.

• Préchauffez votre four à 180 °C (th. 6).

• Dans une assiette, écrasez à la fourchette les filets de poisson cuits à la vapeur.

• Lorsque les courgettes sont cuites, passez-les au mixeur pour obtenir une purée. Mélangez le poisson écrasé à la purée de courgettes, ajoutez le jus du demi-citron et goûtez pour rectifier l'assaisonnement.

• Versez le mélange dans un plat en terre allant au four. Parsemez de fromage râpé et saupoudrez de chapelure.

• Enfournez le gratin et laissez dorer 10 min environ. Servez chaud.

Papillote de poisson blanc à la fondue d'épinards

Pour 4 personnes

INGRÉDIENTS

4 filets de poisson blanc de taille moyenne (environ 150 g chacun)
500 g d'épinards frais
1 citron (jus)
2 cuil. à soupe de crème fraîche
1 cuil. à soupe d'huile de tournesol
1 pincée de noix muscade râpée
Sel, poivre du moulin

• Faites préchauffer votre four à 160 °C (th. 5-6).
• Rincez soigneusement les épinards et ôtez la tige centrale des plus grosses feuilles. Puis coupez-les en lanières.
• Faites chauffer l'huile de tournesol dans une cocotte à feu moyen, puis mettez-y les lamelles d'épinards à fondre. Salez, poivrez et ajoutez la noix muscade. Mouillez légèrement avec 1/2 verre d'eau, couvrez, baissez le feu et laissez cuire à petit feu pendant 10 min environ. Puis enlevez le couvercle et laissez cuire 5 min de plus à découvert pour que l'excès de liquide s'évapore. Ajoutez la crème fraîche hors du feu et mélangez bien.
• Découpez 4 carrés de papier aluminium et 4 carrés de papier sulfurisé de la même taille. Sur votre plan de travail, déposez un morceau de papier aluminium et, par-dessus, un morceau de papier sulfurisé. Au centre, déposez 1 filet de poisson, salez, poivrez, arrosez d'un peu de jus de citron. Puis déposez par-dessus quelques cuillerées à soupe de fondue d'épinards. Refermez la papillote. Procédez de la même manière avec les autres filets de poisson.
• Déposez vos papillotes dans un plat allant au four, enfournez et laissez cuire 10 à 15 min selon l'épaisseur des filets. Servez chaud.

Tarte aux fruits

Pour 4 personnes

INGRÉDIENTS

200 g de farine complète
2 pommes
2 poires
1 petit bol de fruits rouges (framboises, myrtilles, groseilles)
2 cuil. à soupe de sucre brun
5 cl d'huile de tournesol
1 pincée de sel

• Dans une jatte, versez l'huile de tournesol et 15 cl d'eau tiède. Ajoutez le sel, mélangez, puis versez la farine en pluie en remuant sans arrêt. Ajustez si nécessaire la quantité de farine de manière à obtenir une pâte souple, ni trop collante ni trop ferme.

• Laissez reposer la pâte pendant 15 min à température ambiante. Pendant ce temps, allumez votre four à 180 °C (th. 6).

• Épluchez les pommes et les poires, ôtez les pépins puis coupez-les en tranches assez fines. Rincez les fruits rouges.

• Étalez la pâte au rouleau à pâtisserie, puis garnissez-en le fond d'un moule à tarte de 25 à 30 cm de diamètre. Sur la pâte, déposez les tranches de pommes et de poires en alternant les fruits, puis saupoudrez de sucre brun. Enfournez et laissez cuire 30 min.

• Lorsque la tarte est cuite (le fond doit être bien cuit et la surface légèrement dorée), sortez-la du four. Laissez-la tiédir, puis démoulez-la et présentez-la sur un plat rond. Au moment de servir, disposez les fruits rouges par-dessus.

Potage vert

Pour 4 personnes

Ingrédients

3 courgettes
2 bouquets de brocolis
1 poireau
2 oignons
1 cuil. à soupe de crème fraîche
1 pincée de noix muscade râpée
Sel

• Épluchez les courgettes et coupez-les en grosses rondelles.

• Rincez les brocolis, ôtez les grosses tiges et séparez les petits bouquets.

• Lavez le poireau, ôtez les feuilles trop épaisses puis coupez le reste en rondelles. Rincez-le encore.

• Épluchez les oignons et coupez-les en lamelles.

• Mettez tous les légumes, ensemble, dans une grande casserole, salez et ajoutez la noix muscade. Versez 2 litres d'eau, puis mettez à cuire lentement, sur feu doux, à couvert.

• Laissez cuire ainsi environ 40 min, jusqu'à ce que les légumes deviennent bien tendres. Puis passez la soupe au mixeur et ajoutez la crème fraîche juste avant de servir.

Potage orange

Pour 4 personnes

Ingrédients

400 g de carottes
3 belles tomates
3 courgettes
1 gousse d'ail
1 cuil. à soupe d'huile d'olive
Sel

- Lavez les carottes, épluchez-les et coupez-les en rondelles.
- Rincez les tomates, coupez-les en quartiers et épépinez-les.
- Épluchez les courgettes et coupez-les en grosses rondelles.
- Épluchez la gousse d'ail et réduisez-la en purée au presse-ail.
- Faites chauffer l'huile d'olive dans une grande casserole, à feu moyen. Ajoutez l'ail et laissez cuire 1 min en mélangeant.
- Puis baissez le feu et ajoutez les légumes. Remuez, versez 2 litres d'eau, salez, couvrez et laissez cuire ainsi à feu doux pendant 1 h.
- Lorsque les légumes sont bien tendres, mixez le potage et servez-le immédiatement.

Potage de cresson au fromage de chèvre frais

Pour 4 personnes

INGRÉDIENTS

1 botte de cresson frais
3 courgettes
1 oignon
100 g de fromage de chèvre frais
1 cuil. à soupe d'huile d'olive
Sel

• Nettoyez le cresson et ôtez les grosses tiges.

• Épluchez l'oignon et coupez-le en fines lamelles.

• Épluchez les courgettes et coupez-les en rondelles.

• Faites chauffer l'huile d'olive à feu moyen dans une grande casserole. Mettez-y d'abord l'oignon et le cresson, et laissez cuire 2 min en remuant sans arrêt. Puis ajoutez les courgettes, salez, versez 2 litres d'eau, couvrez et laissez cuire à feu doux pendant 30 min.

• Lorsque les légumes sont bien cuits, mixez le potage jusqu'à obtenir une crème bien lisse. Servez immédiatement et parsemez la surface du potage de petits morceaux de fromage de chèvre frais.

VARIANTE :

Vous pouvez aussi mixer le fromage de chèvre frais avec le reste de la soupe, pour obtenir un liquide plus épais et plus onctueux.

Purée blanche

Pour 4 personnes

INGRÉDIENTS

4 pommes de terre de taille moyenne
1/2 céleri-rave
200 g de fromage blanc
1 pincée de noix muscade râpée
Sel

• Épluchez les pommes de terre et le céleri-rave puis coupez-les en morceaux de taille moyenne.

• Faites chauffer de l'eau salée dans la partie basse d'un cuit-vapeur. Dès qu'elle bout, posez par-dessus le panier perforé et mettez-y les morceaux de légumes. Couvrez et laissez cuire pendant 20 min environ.

• Vérifiez avec la pointe d'un couteau que les légumes sont bien cuits. Sortez-les, et versez-les dans le bol du mixeur. Salez, ajoutez la noix muscade, puis réduisez les légumes en purée.

• Au moment de servir, ajoutez le fromage blanc dans la purée et mélangez bien pour l'incorporer complètement aux légumes.

• Servez cette purée avec un aliment protéiné (viande, volaille, poisson...).

Purée verte

Pour 4 personnes

INGRÉDIENTS
500 g de courgettes
200 g d'épinards frais
1 poireau
1 bulbe de fenouil
1 cuil. à soupe d'huile d'olive
1 cuil. à soupe de crème fraîche
Sel

• Épluchez les courgettes, coupez-les en tronçons. Faites chauffer de l'eau salée dans la partie basse d'un cuit-vapeur. Dès qu'elle bout, posez par-dessus le panier perforé, mettez-y les courgettes. Couvrez et laissez cuire environ 15 min.

• Nettoyez les épinards, enlevez les tiges et coupez les feuilles en lanières.

• Nettoyez le poireau, enlevez les grosses feuilles trop épaisses puis coupez-le en fines rondelles. Lavez-les.

• Nettoyez le fenouil, enlevez les grosses feuilles extérieures trop épaisses, puis coupez-le en fines tranches.

• Dans une poêle, faites chauffer l'huile d'olive à feu moyen. Mettez-y les épinards, le poireau et le fenouil, salez, mélangez et couvrez. Laissez cuire à feu doux pendant environ 15 min. Au besoin si les légumes risquent d'attacher, ajoutez 2 ou 3 cuil. à soupe d'eau.

• Lorsque tous les légumes sont cuits, versez-les ensemble dans le bol du mixeur et réduisez-les en une purée bien lisse. Goûtez pour rectifier l'assaisonnement.

• Au moment de servir, ajoutez la crème fraîche et mélangez bien.

• Servez cette purée avec un aliment protéiné (viande, volaille, poisson...).

Panier surprise

Pour 4 personnes

Ingrédients

4 belles carottes
1/2 concombre
4 branches de céleri tendres
100 g de tomates cerises
1/2 citron (jus)
150 g de tarama (préparé sans additifs chimiques)
1 yaourt nature
Sel

• Épluchez les carottes, le concombre et les branches de céleri, rincez-les et coupez-les en bâtonnets d'environ 5 cm de longueur.
• Rincez les tomates cerises. Disposez tous les légumes dans une grande assiette, en arrangeant les tomates au centre et les bâtonnets tout autour de manière à former une grande fleur.
• Pressez le demi-citron. Battez le yaourt à la fourchette.
• Dans un bol, versez le tarama et 1 cuil. à soupe de jus de citron. Mélangez bien. Puis ajoutez le yaourt battu et mélangez à nouveau. Goûtez et ajoutez un peu de sel si c'est nécessaire.
• Servez la grande fleur de légumes en même temps que la sauce au tarama de manière que chacun y trempe les légumes de son choix.

Salade de riz au thon

Pour 4 personnes

Ingrédients

2 tomates bien fermes
100 g de maïs en conserve
1/2 concombre
1 grosse boîte de thon au naturel
200 g de riz complet
4 cuil. à soupe d'huile d'olive
3 cuil. à soupe de vinaigre de vin aromatisé à la noix
Sel

• Faites chauffer 3 litres d'eau salée à feu vif dans une grande casserole. Dès qu'elle bout, versez-y le riz complet en pluie, remuez jusqu'à ébullition, puis baissez légèrement le feu et laissez cuire à découvert en suivant les instructions inscrites sur le paquet.

• Rincez les tomates, essuyez-les, épépinez-les et coupez-les en petits cubes.

• Épluchez le concombre, coupez-le en deux dans le sens de la longueur pour enlever les pépins qui se trouvent au centre, puis coupez-le en petits cubes.

• Égouttez séparément le maïs et le thon au naturel.

• Dans un grand saladier, préparez la sauce en versant d'abord le vinaigre, puis du sel. Mélangez et ajoutez l'huile d'olive en mélangeant bien. Dans cette sauce, versez d'abord le thon, mélangez, puis ajoutez les légumes.

• Lorsque le riz est cuit *al dente*, égouttez-le, passez-le rapidement sous l'eau tiède pour enlever l'amidon qui s'est dégagé en cours de cuisson, puis versez-le encore tiède dans le saladier. Mélangez bien pour qu'il s'imprègne des autres saveurs. Vous pouvez servir cette salade tiède ou la laisser refroidir.

Graine de couscous aux petits pois

Pour 4 personnes

INGRÉDIENTS

1 petite boîte de petits pois extra-fins à l'étuvée
300 g de graine de couscous moyenne
2 cuil. à soupe d'huile d'olive
Sel

• Égouttez les petits pois et conservez leur jus.

• Mettez le couscous dans un saladier. Dans le jus des petits pois, ajoutez un grand verre d'eau tiède, du sel et 1 cuil. à soupe d'huile d'olive. Versez ce mélange sur la graine de couscous, mélangez bien et laissez gonfler pendant 10 min environ.

• Pendant ce temps, faites chauffer de l'eau salée dans la partie basse d'un couscoussier.

• Quand la graine a gonflé, versez-la dans le panier perforé du couscoussier et posez celui-ci sur l'eau bouillante. Laissez cuire à la vapeur pendant 10 min.

• Versez la graine mi-cuite dans un grand plat, ajoutez les petits pois égouttés et le reste de l'huile d'olive et mélangez bien à la fourchette (ou à la main si vous vous en sentez le courage, car la graine reste longtemps brûlante).

• Versez à nouveau la graine dans le panier perforé du couscoussier et remettez à cuire pendant 10 min environ.

• Servez bien chaud en accompagnement d'une viande ou d'un poisson.

Gratin de légumes verts

Pour 4 personnes

Ingrédients

250 g d'épinards hachés surgelés
3 courgettes
1 petite boîte de haricots verts extra-fins
1 petite boîte de petits pois extra-fins à l'étuvée
3 œufs
25 cl de lait demi-écrémé
3 cuil. à soupe de gruyère râpé
1 pincée de noix muscade râpée
Sel

- Préchauffez votre four à 180 °C (th. 6).
- Faites décongeler les épinards dans une passoire.
- Pendant ce temps, épluchez les courgettes en laissant une bande de peau sur deux, puis coupez-les en quatre dans le sens de la longueur avant de trancher chaque quart en petits dés.
- Égouttez les haricots verts et les petits pois.
- Dans un saladier qui peut aller au four, répartissez les haricots verts, les petits pois et les dés de courgettes.
- Lorsque les épinards sont décongelés, versez-les dans un petit saladier. Ajoutez le lait, les œufs entiers, la noix muscade et du sel. Mélangez bien à la fourchette.
- Versez ce mélange sur les légumes. Parsemez la surface de fromage râpé et enfournez. Laissez cuire 20 min, jusqu'à ce que la surface du gratin soit dorée.
- Servez chaud, en plat principal.

Sauce tomate maison

Pour 4 personnes

3 à 7 ans | Vert

INGRÉDIENTS

200 g de viande de bœuf hachée finement
1 grosse boîte de tomates concassées au naturel (850 ml)
1 gros oignon
2 gousses d'ail
2 cuil. à soupe d'huile d'olive
Sel

• Épluchez l'oignon et coupez-le en petits cubes. Épluchez l'ail et réduisez-le en purée au presse-ail.

• Dans une cocotte, faites chauffer l'huile d'olive à feu moyen. Mettez-y d'abord l'ail écrasé, remuez, laissez cuire 1 min, puis ajoutez les cubes d'oignon. Mélangez, salez, couvrez et laissez cuire 5 min en remuant de temps en temps toujours à feu moyen.

• Ajoutez alors la viande, mélangez, baissez le feu et laissez cuire encore 5 min à découvert.

• Enfin, ajoutez les tomates concassées. Couvrez, baissez le feu et laissez cuire pendant 1 h, en remuant de temps en temps.

• Cette sauce tomate accompagne des pâtes ou des raviolis dont elle fait baisser le SLIM-data. Vous pouvez aussi l'utiliser comme base d'une pizza maison ou avec d'autres féculents (riz, pommes de terre...).

Quatre-quarts à l'orange

Pour 4 personnes

Ingrédients

120 g de farine complète
4 œufs
80 g de beurre frais
80 g de sucre brun
2 gouttes d'huile essentielle d'orange douce

- Préchauffez votre four à 180 °C (th. 6).
- Coupez le beurre en petits dés. Conservez 2 dés pour le moule et laissez ramollir le reste à température ambiante dans un saladier.
- Lorsque le beurre est ramolli, ajoutez le sucre brun et mélangez bien jusqu'à obtenir une pâte grumeleuse. Ajoutez l'huile essentielle, la farine et les jaunes d'œufs, et mélangez à nouveau.
- Montez les blancs d'œufs en neige avec 1 pincée de sel au fouet jusqu'à ce qu'ils soient bien fermes. Ajoutez-les à la pâte parfumée en mélangeant délicatement.
- Beurrez légèrement un moule à cake, versez-y la pâte, enfournez et laissez cuire environ 30 min. Vérifiez de temps en temps la cuisson en plongeant une lame de couteau dans le gâteau : le gâteau est cuit lorsque la lame ressort sèche.
- Laissez le gâteau refroidir avant de le démouler. Ce gâteau est un excellent aliment central des petits déjeuners et des desserts, en association avec un fruit ou un yaourt.

Salade d'épinards frais aux champignons

Pour 4 personnes

Ingrédients

300 g d'épinards frais en feuilles
200 g de champignons de Paris
1 tomate
2 cuil. à soupe de yaourt nature
2 cuil. à soupe d'huile de noix
1 cuil. à soupe de vinaigre aromatisé à la noix
1 cuil. à soupe de vinaigre balsamique
1 cuil. à soupe de sauce soja (sans additifs chimiques)

• Rincez les feuilles d'épinards, ôtez les tiges puis coupez les feuilles en lanières d'environ 1 cm.

• Nettoyez les champignons, ôtez les pieds (que vous pouvez conserver pour une autre préparation, sauce, omelette, légumes à l'étouffée...) et coupez les chapeaux en fines lamelles.

• Rincez la tomate, essuyez-la, épépinez-la et coupez sa chair en petits dés.

• Battez le yaourt à la fourchette. Dans un saladier, versez d'abord les 2 vinaigres et la sauce soja. Mélangez, puis ajoutez l'huile de noix en filet sans cesser de remuer. Puis versez le yaourt battu et mélangez encore jusqu'à obtenir une émulsion fluide.

• Versez les légumes dans la sauce, mélangez, goûtez et ajoutez éventuellement un peu de sel si la salade est trop fade.

• Généralement, les enfants aiment bien cette salade colorée et à la saveur légèrement acidulée.

Salade de concombre à la menthe

Pour 4 personnes

INGRÉDIENTS

1 gros concombre
10 brins de menthe fraîche
1 citron (jus)
1 yaourt
1 cuil. à soupe d'huile de sésame
Sel

• Épluchez le concombre, coupez-le en deux dans le sens de la longueur et ôtez les pépins. Puis coupez chaque moitié en tranches, mettez-les à égoutter dans une passoire avec un peu de sel.
• Prélevez les feuilles de menthe, rincez-les et ciselez-les dans le fond d'un verre. Pressez le citron.
• Dans un saladier, versez le yaourt et battez-le à la fourchette. Ajoutez l'huile de sésame, mélangez, puis versez 2 cuil. à soupe de jus de citron. Mélangez bien et ajoutez la menthe ciselée.
• Versez les tranches de concombre dans le saladier, mélangez bien pour que le légume s'imprègne de la sauce et réservez au frais jusqu'au moment de servir.

Flan de légumes

Pour 4 personnes

Ingrédients

1 poireau
1 échalote
1/2 bulbe de fenouil
2 œufs
25 cl de lait demi-écrémé
1 pincée de noix muscade râpée
Sel

• Préchauffez votre four à 180 °C (th. 6).

• Ôtez le vert du poireau, nettoyez bien le blanc et coupez-le en fines rondelles. Épluchez l'échalote et coupez-la en fines tranches.

• Nettoyez le fenouil et ôtez les grosses feuilles extérieures, puis coupez le centre tendre en fines lamelles.

• Dans une poêle antiadhésive, faites suer ces légumes à très petit feu avec un peu de sel pendant environ 10 min, jusqu'à ce qu'ils soient un peu ramollis. Puis répartissez-les dans 4 ramequins allant au four.

• Dans une jatte, battez les œufs à la fourchette, puis ajoutez un peu de sel et la noix muscade.

• Faites chauffer le lait. Dès qu'il arrive à ébullition, versez-le sur les œufs sans cesser de remuer.

• Versez cette préparation dans les ramequins. Posez-les dans un grand plat allant au four, puis remplissez ce dernier d'eau de manière que le liquide arrive à mi-hauteur des ramequins. Enfournez et laissez cuire environ 30 min, jusqu'à ce que le flan soit bien pris. Servez chaud, tiède ou froid.

• Vous pouvez varier cette recette en la préparant avec d'autres légumes : courgettes et poivrons, carottes et navets, brocolis, chou-fleur...

Quiche au poulet

Pour 4 personnes

Ingrédients

200 g de farine complète (environ)
2 blancs de poulet rôtis ou cuits à la vapeur (de préférence bio)
2 œufs
20 cl de lait demi-écrémé
1 cuil. à soupe de crème fraîche
15 cl d'eau tiède
5 cl d'huile de tournesol
1 pincée de noix muscade râpée
Sel

• Préchauffez votre four à 180 °C (th. 6).

• Dans une jatte, versez l'huile de tournesol puis l'eau tiède, salez légèrement et mélangez bien à la fourchette. Puis ajoutez progressivement la farine jusqu'à ce que la pâte ait une bonne consistance : suffisamment souple mais pas collante. Laissez-la reposer environ 15 min à température ambiante.

• Si votre poulet est rôti, ôtez la peau. Si vous devez le faire cuire à la vapeur, enlevez d'abord la peau. Puis, dans les deux cas, coupez les blancs en petits cubes.

• Farinez légèrement un moule à tarte. Étalez la pâte au rouleau, puis garnissez-en le fond du moule. Sur ce fond, répartissez les morceaux de poulet.

• Dans une jatte, battez les œufs, versez le lait sans cesser de mélanger vigoureusement, puis ajoutez la crème fraîche. Salez légèrement, ajoutez la noix muscade, mélangez puis versez sur les morceaux de poulet.

• Enfournez et laissez cuire pendant environ 30 min.

• Cette quiche se sert tiède ou froide, accompagnée d'une crudité.

Taboulé

Pour 4 personnes

Ingrédients

2 verres de graine de couscous
2 belles tomates bien mûres
1/2 concombre
1 petit poivron vert
10 brins de menthe fraîche
10 brins de persil plat
1 gros citron ou 2 petits (jus)
2 cuil. à soupe d'huile d'olive
Sel

• Rincez les tomates, essuyez-les et coupez-les en quartiers sans les épépiner. Épluchez le concombre et coupez-le en tronçons sans l'épépiner. Mettez les légumes dans le bol de votre mixeur.

• Pressez les citrons.

• Prélevez les feuilles de menthe et de persil, rincez-les et ajoutez-les dans le bol du mixeur. Versez dans cette préparation l'huile d'olive et le jus de citron. Mixez grossièrement : il doit rester des petits morceaux de légumes et de feuilles de menthe et de persil.

Versez cette préparation dans un saladier. Salez, puis goûter pour rectifier l'assaisonnement si c'est nécessaire.

• Rincez le poivron, essuyez-le, coupez-le en deux, ôtez les pépins et coupez-le en tout petits cubes. Ajoutez-les dans le saladier.

• Ajoutez la graine de couscous, mélangez à la fourchette pour que la graine s'imprègne bien du mélange de légumes, puis mettez au frais pendant au moins 2 h. Servez frais.

Club sandwich

Pour 4 personnes

INGRÉDIENTS

12 tranches fines de pain de campagne au levain
2 tranches de jambon blanc
80 g de fromage de chèvre frais
1 tomate
4 belles feuilles de laitue
1/2 concombre
8 feuilles de basilic frais
2 cuil. à café d'huile d'olive

• Faites trancher votre pain de campagne à la machine par votre boulanger. Prélevez 12 tranches de taille équivalente, que vous prendrez dans la partie centrale du pain, et faites-les légèrement griller.

• Rincez la tomate, essuyez-la et coupez-la en fines tranches. Rincez les feuilles de laitue, essorez-les et coupez-les en grosses lanières. Épluchez le concombre et coupez-le en tranches fines.

• Ciselez les feuilles de basilic dans le fond d'un verre.

• Dans un bol, versez le fromage de chèvre frais, ajoutez les feuilles de basilic ciselées, puis l'huile d'olive. Mélangez bien à la fourchette pour obtenir une pâte à tartiner.

• Étalez une couche de ce fromage parfumé sur une tranche de pain grillée. Déposez par-dessus une demi-tranche de jambon découenné et dégraissé.

• Tartinez de fromage parfumé une autre tranche de pain, puis déposez-la sur le jambon, sa face tartinée tournée vers le haut. Ajoutez par-dessus quelques rondelles de tomate et de concombre, puis un peu de laitue. Terminez avec une autre tranche de pain.

• Ces sandwichs peuvent se manger froids, mais ils sont encore meilleurs si vous les mangez dès qu'ils ont été préparés, le pain encore tiède.

Poulet au curry léger

Pour 4 personnes

7 à 13 ans | Vert

Ingrédients

- **4 blancs de poulet fermier, bio de préférence**
- **2 carottes**
- **2 courgettes**
- **1 oignon**
- **2 cuil. à soupe d'huile de tournesol**
- **2 cuil. à soupe de curry en poudre (non piquant)**
- **20 cl de lait de coco**

• Coupez les blancs de poulet en lamelles de 1 cm d'épaisseur environ.
• Épluchez les carottes et coupez-les en petits bâtonnets.
• Épluchez l'oignon et coupez-le en cubes.
• Rincez les courgettes, épluchez-les en laissant une bande de peau sur deux, puis coupez-les en quatre et tranchez chaque partie en petits cubes.
• Faites chauffer l'huile de tournesol dans une grande poêle, à feu moyen. Versez-y d'abord les oignons, laissez dorer 2 min en remuant, puis ajoutez les lamelles de poulet et les bâtonnets de carottes. Laissez cuire encore 5 min en remuant de temps en temps pour que la préparation n'attache pas.
• Ajoutez les cubes de courgettes, mélangez, saupoudrez de curry, mélangez pour que les ingrédients s'imprègnent des saveurs, puis versez le lait de coco. Remuez, couvrez, baissez le feu et laissez cuire à tout petit feu pendant 30 min.
• Servez chaud, accompagné de riz brun cuit *al dente* ou de graine de couscous cuite à la vapeur.

Thon braisé aux petits légumes

Pour 4 personnes

INGRÉDIENTS
1 tranche de thon blanc d'environ 800 g
1 poivron vert
1 oignon
2 gousses d'ail
2 tomates
2 courgettes
1 citron (jus)
3 cuil. à soupe d'huile d'olive
Sel

• Préparez la marinade avec le jus de citron et 1 cuil. à soupe d'huile d'olive, salez et mélangez bien. Mettez le thon dans un plat et arrosez-le avec la marinade. Laissez reposer 30 min à température ambiante, en retournant le poisson de temps en temps pour qu'il s'imprègne bien du mélange.

• Épluchez l'oignon et coupez-le en fines lamelles. Épluchez l'ail et réduisez-le en purée. Rincez les courgettes, épluchez-les en laissant une bande de peau sur deux, coupez-les en deux dans la longueur puis coupez chaque moitié en lamelles. Rincez le poivron, essuyez-le, épépinez-le et coupez-le en fines lamelles.

• Plongez les tomates dans de l'eau bouillante pendant quelques secondes, puis épluchez-les, épépinez-les et coupez-les en cubes.

• Dans une cocotte, faites chauffer le reste de l'huile d'olive à feu moyen. Versez-y l'ail et laissez dorer 1 min en remuant. Puis ajoutez le poisson égoutté. Laissez dorer 2 min, puis retournez-le et laissez-le cuire encore 2 min. Versez alors par-dessus l'oignon, le poivron, les courgettes et enfin les tomates. Baissez le feu, couvrez et laissez cuire à petit feu pendant 1 h, en remuant de temps en temps pour que les légumes se mélangent.

• Servez chaud, avec du riz brun ou des pâtes complètes cuits *al dente*.

Risotto au poisson

Pour 4 personnes

Ingrédients

2 filets de poisson blanc
8 crevettes décortiquées surgelées déjà cuites
200 g de blanc de seiche en anneaux, surgelé
2 verres de riz brun (de taille moyenne)
2 tomates
1 oignon
2 gousses d'ail
1 citron (jus)
2 cuil. à soupe d'huile d'olive
1 dose de safran en poudre (0,5 g)
Sel

- Faites décongeler les crevettes et les anneaux de seiche dans une passoire, et arrosez-les d'un filet d'eau tiède pendant 2 min. Laissez s'égoutter.
- Essuyez le poisson avec du papier absorbant et coupez-le en lamelles d'environ 2 cm de largeur.
- Épluchez l'ail et réduisez-le en purée au presse-ail. Épluchez l'oignon et coupez-le en petits cubes.
- Plongez les tomates dans de l'eau bouillante pendant quelques secondes, puis épluchez-les, épépinez-les et coupez-les en cubes.
- Dans une grande poêle, faites chauffer l'huile. Mettez-y d'abord l'ail, laissez dorer, puis ajoutez l'oignon. Laissez cuire pendant 2 min en mélangeant. Ajoutez les lamelles de poisson, mélangez et ajoutez les anneaux de seiche. Salez.
- Dans un verre, mélangez le jus du citron, le safran et un peu d'eau. Battez avec une fourchette pour émulsionner le mélange, puis ajoutez-le dans la poêle.
- Versez le riz dans la poêle, remuez et laissez cuire pendant quelques minutes jusqu'à ce que les grains deviennent translucides. Puis versez 4 verres d'eau tiède. Mélangez, baissez le feu et laissez cuire environ 20 min, en remuant. Le riz est prêt lorsque les grains sont tendres et que le liquide de cuisson a été entièrement absorbé.
- 5 min avant la fin de la cuisson, déposez sur le dessus de la poêle les crevettes décortiquées. Servez chaud.

Sauté de veau aux lentilles

Pour 4 personnes

INGRÉDIENTS

800 g de sauté de veau dégraissé et coupé en morceaux
1 grosse boîte de lentilles au naturel en conserve
2 carottes
2 oignons
1 cuil. à soupe d'huile de tournesol
Sel

• Préchauffez votre four à 160 °C (th. 5-6).

• Épluchez les carottes et coupez-les en rondelles. Épluchez l'oignon et coupez-le en lamelles.

• Dans une poêle, faites chauffer l'huile de tournesol à feu moyen, puis mettez-y les oignons. Salez légèrement. Laissez dorer pendant 2 min en remuant sans arrêt. Puis ajoutez les morceaux de viande, mélangez, couvrez et laissez cuire 5 min en remuant de temps en temps.

• Dans un plat en terre allant au four muni d'un couvercle (genre Romertopf), versez le contenu de la poêle et ajoutez les rondelles de carottes. Mélangez, puis ajoutez les lentilles avec leur jus. Salez à nouveau légèrement, remuez, couvrez et enfournez. Laissez cuire pendant au moins 2 h.

• Ce plat se déguste chaud, à peine sorti du four. Si vous disposez d'un peu plus de temps, vous pouvez le laisser cuire 3 h voire davantage, à four plus tiède (120 °C ou 140 °C).

Salade de fruits exotiques

Pour 4 personnes

INGRÉDIENTS

200 g de litchis
2 kiwis
2 clémentines
1 mangue
100 g de framboises
3 cuil. à soupe de sucre brun
3 cuil. à soupe de jus d'orange, frais de préférence

• Épluchez les kiwis, coupez-les en deux dans le sens de la longueur, ôtez la partie centrale blanche et fibreuse, puis coupez chaque moitié en tranches.

• Épluchez les litchis, retirez les noyaux et coupez-les en deux.

• Épluchez les clémentines et coupez chaque quartier en deux.

• Épluchez la mangue, puis coupez sa chair en petits cubes.

• Rincez les framboises et mettez-les à égoutter.

• Dans un saladier, mélangez le sucre brun et le jus d'orange. Ajoutez les fruits et mélangez pour qu'ils s'imprègnent bien du jus sucré. Conservez au frais pendant au moins 30 min avant de servir.

Gâteau de riz

Pour 4 personnes

INGRÉDIENTS

20 g de riz brun
50 cl de lait demi-écrémé
2 œufs
1 gousse de vanille
1 bâton de cannelle
3 cuil. à soupe de sucre brun

- Préchauffez votre four à 180 °C (th. 6).
- Mettez le riz dans une passoire et passez-le sous l'eau tiède pendant quelques minutes pour retirer l'amidon.
- Dans une casserole, faites chauffer le lait à feu moyen avec le sucre brun, la cannelle et la gousse de vanille incisée sur toute sa longueur. Lorsque le lait bout, baissez le feu, retirez la cannelle et la vanille, puis versez le riz en pluie. Remuez, baissez le feu. Laissez cuire pendant environ 10 min en remuant de temps en temps.
- Pendant ce temps, battez les œufs à la fourchette dans une jatte.
- Ajoutez-les à la préparation précédente, hors du feu, puis versez le tout dans un plat en terre allant au four.
- Placez ce plat dans un autre, plus grand, remplissez-le d'eau de manière que le liquide arrive à mi-hauteur du plat contenant le gâteau de riz. Enfournez et laissez cuire 30 min.
- Laissez tiédir avant de servir.

Cake aux fruits

Pour 4 personnes

Ingrédients

1 pomme
2 abricots (frais ou secs selon la saison)
2 œufs
10 g de beurre (pour le moule)
1 yaourt nature
8 cuil. à soupe de farine complète
1/2 sachet de levure chimique
4 cuil. à soupe de sucre brun
2 cuil. à soupe d'huile de tournesol
3 gouttes d'huile essentielle d'orange douce
2 gouttes d'huile essentielle de citron

• Épluchez la pomme, épépinez-la puis coupez-la en dés. Rincez les abricots s'ils sont frais, puis coupez-les en dés. S'ils sont secs, coupez-les directement.

• Préchauffez votre four à 200 °C (th. 6-7).

• Dans une jatte, cassez les œufs puis ajoutez le sucre brun. Battez à la fourchette jusqu'à obtenir une crème lisse. Ajoutez l'huile de tournesol, le yaourt et la levure, mélangez, puis versez les gouttes d'huiles essentielles. Mélangez bien.

• Ajoutez la farine. Mélangez bien pour obtenir une pâte lisse. Ajoutez les cubes de fruits.

• Beurrez légèrement un moule à cake, puis versez-y la pâte. Enfournez et laissez cuire pendant 10 min. Puis baissez la température du four à 160 °C (th. 5-6) et laissez cuire encore pendant environ 30 min. Vérifiez que le cake est cuit en y piquant la lame d'un couteau. Celle-ci doit ressortir sèche.

• Laissez tiédir avant de démouler.

Compote de fruits frais et secs

Pour 4 personnes

INGRÉDIENTS
1 pomme acide
1 poire
1 orange (jus)
2 abricots secs
2 figues sèches
1 poignée de raisins secs de Corinthe
1/2 poignée d'amandes mondées
1/2 poignée de noix décortiquées
1 cuil. à soupe de miel
1 gousse de vanille

- Coupez les figues et les abricots secs en petits morceaux. Pressez l'orange.
- Dans le jus d'orange, mettez à gonfler les raisins secs, les morceaux d'abricots et de figues. Ajoutez le miel et la gousse de vanille incisée dans le sens de la longueur, puis mélangez et laissez reposer 30 min à température ambiante.
- Épluchez la pomme et la poire puis coupez-les en quartiers.
- Dans une casserole, mettez les fruits séchés avec leur jus, et les quartiers de fruits frais. Faites chauffer à feu moyen puis, dès que le mélange commence à bouillonner, baissez le feu, couvrez et laissez mijoter 20 min à tout petit feu.
- Laissez tiédir, ajoutez les noix et les amandes, mélangez puis ôtez la gousse de vanille avant de servir.

Salade de fonds d'artichauts aux crevettes roses

Pour 4 personnes

Ingrédients

8 fonds d'artichauts surgelés
1 citron (jus)
1 cuil. à soupe de coriandre hachée surgelée
16 belles crevettes roses cuites, surgelées
1 yaourt nature
2 cuil. à soupe d'huile d'olive
1 dose de safran en poudre (0,1 g)
Sel, poivre du moulin

• Faites chauffer de l'eau salée dans la partie basse d'un cuit-vapeur. Dès qu'elle bout, déposez le panier perforé par-dessus et mettez-y les fonds d'artichauts. Couvrez et laissez cuire pendant environ 10 min.

• Mettez les crevettes à décongeler dans une passoire, sous un filet d'eau froide.

• Pendant ce temps, préparez la sauce. Pressez le citron. Dans un bol, battez le yaourt, ajoutez l'huile d'olive, le jus du citron, le safran et la coriandre hachée. Salez, poivrez et mélangez bien.

• Dès que les crevettes sont décongelées, décortiquez-en 12 et retirez uniquement la queue aux 4 restantes.

• Lorsque les fonds d'artichauts sont cuits (vérifiez qu'ils sont bien tendres avec la pointe d'un couteau), coupez-les en tranches.

• Dans un saladier, versez les 12 crevettes décortiquées et les tranches d'artichauts, ajoutez la sauce et mélangez bien.

• Décorez avec les 4 crevettes restantes. Servez tiède ou frais.

Salade de pâtes aux 2 saumons

Pour 4 personnes

Ingrédients

250 g de pâtes complètes
1 grosse boîte de saumon au naturel
2 tranches de saumon fumé
50 g de feuilles de mâche
1 poivron jaune
2 tomates
1 cuil. à soupe de basilic haché surgelé
3 cuil. à soupe d'huile d'olive
1 cuil. à soupe de vinaigre de xérès
Sel, poivre du moulin

• Faites chauffer de l'eau salée dans une grande casserole. Dès qu'elle bout, jetez-y les pâtes en pluie, remuez et laissez cuire à découvert pendant environ 15 min, jusqu'à ce qu'elles soient *al dente*.

• Rincez les feuilles de mâche et essorez-les. Rincez le poivron, essuyez-le, coupez-le en deux dans le sens de la longueur, épépinez-le puis coupez-le en petits dés. Rincez les tomates, essuyez-les, coupez-les en deux, épépinez-les et coupez-les en petits dés.

• Ouvrez la boîte de saumon et égouttez-le. Coupez les tranches de saumon fumé en lanières d'environ 1 cm de large.

• Dans un saladier, préparez la sauce en mélangeant d'abord le vinaigre et du sel. Puis ajoutez l'huile d'olive et le basilic haché. Poivrez et mélangez bien.

• Ajoutez les 2 saumons, puis les légumes. Mélangez bien.

• Dès que les pâtes sont cuites, égouttez-les, passez-les rapidement sous l'eau froide pour les tiédir, puis ajoutez-les dans le saladier. Mélangez bien avant de servir en plat principal.

Croque-monsieur maison

Pour 4 personnes

Ingrédients

4 tranches de pain au levain
2 tranches de jambon blanc, découenné et dégraissé
40 g de fromage de chèvre frais
80 g de gruyère ou de fromage à raclette
4 petites pincées de noix muscade râpée
Sel, poivre du moulin

- Préchauffez votre four à 180 °C (th. 6).
- Coupez les tranches de jambon en deux. Tranchez le gruyère ou le fromage à raclette en fines lamelles.
- Sur la plaque du four, déposez les 4 tranches de pain.
- Tartinez une demi-tranche de jambon avec un peu de fromage frais, salez, poivrez et ajoutez une pointe de noix muscade. Puis repliez-la et déposez-la sur une tranche de pain. Procédez de la même manière avec le reste du jambon.
- Répartissez les lamelles de fromage sur le dessus des croque-monsieur, et enfournez. Laissez cuire 10 min environ, jusqu'à ce que le fromage commence à fondre. Dégustez immédiatement.

Cheeseburger maison

Pour 4 personnes

Ingrédients
- **8 tranches de pain au levain d'environ 1 cm d'épaisseur**
- **4 steaks hachés à 5 % de matière grasse**
- **80 g de fromage à raclette**
- **1 cuil. à soupe de yaourt nature**
- **1 cuil. à soupe de mayonnaise**
- **1 cuil. à soupe de ketchup sans additifs chimiques**
- **1 tomate**
- **Quelques feuilles de laitue**
- **Sel, poivre du moulin**

• Rincez la tomate, essuyez-la, coupez-la en deux, épépinez-la et coupez-la en fines lamelles. Rincez les feuilles de laitue, essorez-les et coupez-les en lanières avec des ciseaux.

• Préparez la sauce : dans un petit bol, battez le yaourt, ajoutez la mayonnaise et le ketchup. Battez bien à la fourchette pour obtenir une crème lisse.

• Coupez le fromage en tranches fines.

• Mettez une poêle antiadhésive sur feu vif. Pendant qu'elle chauffe, préparez 4 tranches de pain au levain et tartinez-les de sauce.

• Faites cuire les steaks hachés à la poêle pendant quelques minutes en les retournant à mi-cuisson. La durée de cuisson dépend des goûts de chacun. Salez et poivrez.

• Déposez un steak sur chaque tranche de pain, puis posez par-dessus les tranches de fromage. Garnissez de quelques lamelles de tomate et des lanières de laitue. Couvrez avec une autre tranche de pain. Servez immédiatement.

Pizza maison au fromage et au jambon

Pour 4 personnes

INGRÉDIENTS

250 g de pâte à pain au levain
2 tranches de jambon blanc découenné et dégraissé
80 g de fromage de chèvre frais
80 g de gruyère râpé
2 cuil. à soupe de pulpe de tomate nature
2 cuil. à soupe d'huile d'olive
2 pincées de thym en poudre
2 pincées de romarin en poudre
Sel, poivre du moulin

- Demandez à votre boulanger de vous garder 250 g de pâte à pain crue, préparée avec du levain.
- Préchauffez votre four à 180 °C (th. 6).
- Étalez la pâte à pain à la main ou au rouleau. Huilez très légèrement votre lèchefrite, puis déposez-y la pâte étalée.
- Mélangez 2 cuil. à soupe de pulpe de tomate et 1 cuil. à soupe d'huile d'olive.
- Répartissez ce mélange sur la pâte. Salez légèrement, poivrez et saupoudrez de thym et de romarin.
- Coupez le jambon en lamelles et répartissez-les sur la surface de la pizza. Émiettez par-dessus le fromage frais. Parsemez la pizza de gruyère râpé.
- Enfournez et laissez cuire environ 20 min, jusqu'à ce que la pâte soit croustillante et le fromage bien fondu. Servez immédiatement, après avoir arrosé avec le reste de l'huile d'olive en filet.

Croustillants de saumon à l'oseille

Pour 4 personnes

INGRÉDIENTS

4 filets de saumon
4 feuilles de brick
100 g d'oseille coupée surgelée
2 cuil. à soupe de crème fraîche épaisse
1 cuil. à soupe d'huile de tournesol
1/4 de cuil. à café de gingembre en poudre
Sel, poivre du moulin

- Allumez votre four à 180 °C (th. 6).
- Avec un couteau bien aiguisé, coupez les filets de saumon en fines lanières.
- Versez l'oseille dans une casserole. Ajoutez 2 cuil. à soupe d'eau et faites chauffer à tout petit feu à couvert pendant environ 10 min.
- Pendant que l'oseille fond, étalez les feuilles de brick et posez au centre de chacune des tranches de saumon.
- Dès que l'oseille est fondue, salez, poivrez et ajoutez le gingembre. Laissez chauffer encore 1 min en mélangeant, puis retirez du feu et ajoutez la crème fraîche. Mélangez bien et nappez ce mélange sur les tranches de saumon.
- Repliez les feuilles de brick de manière à former 4 chaussons. Rangez-les dans un plat allant au four et badigeonnez-les avec un peu d'huile de tournesol.
- Enfournez et laissez cuire environ 15 min. Si la pâte a l'air de dorer trop rapidement, baissez la puissance du four.
- Servez chaud.

Filet de sole à la crème d'avocat

Pour 4 personnes

Ingrédients

4 filets de sole
2 avocats bien mûrs
1 citron (jus)
2 gouttes d'huile essentielle de badiane
Sel, poivre du moulin

• Faites bouillir de l'eau salée dans la partie basse d'un cuit-vapeur et ajoutez les 2 gouttes d'huile essentielle de badiane.

• Pendant ce temps, pressez le citron ; épluchez les avocats, ôtez les noyaux et passez-les au mixeur. Salez, poivrez, puis ajoutez le jus du citron. Mélangez bien pour obtenir une crème. Si celle-ci est trop épaisse, allongez-la avec 1 ou 2 cuil. à soupe d'eau.

• Lorsque l'eau parfumée bout, versez-la par-dessus le panier perforé et posez-y les filets de sole. Couvrez et laissez cuire à la vapeur 3 à 4 min.

• Prélevez délicatement les filets et posez-les dans un plat creux. Arrosez-les de crème d'avocat. Servez immédiatement.

Poulet à la provençale

Pour 4 personnes

INGRÉDIENTS

1 poulet d'environ 1,5 kg (de préférence bio)
2 oignons blancs
2 gousses d'ail
1 poivron vert
2 courgettes
3 tomates
1 bouquet garni (thym, romarin, laurier)
Sel, poivre du moulin

• Préchauffez votre four à 120 °C (th. 4).

• Épluchez les oignons et coupez-les en fines tranches. Épluchez les gousses d'ail et coupez-les en fines lamelles. Rincez le poivron, essuyez-le, coupez-le en deux dans le sens de la longueur, épépinez-le et coupez-le en fines tranches. Rincez les courgettes, épluchez-les en laissant une bande de peau sur deux puis coupez-les en rondelles. Enfin, rincez les tomates, essuyez-les, épépinez-les et coupez-les en tranches.

• Dans un saladier, mélangez tous les légumes, salez et poivrez, ajoutez le bouquet garni et mélangez bien.

• Préparez le poulet en supprimant d'abord les amas graisseux qui se trouvent à la base du cou et autour du croupion. Puis coupez-le en quartiers et enlevez la peau.

• Dans un plat en terre muni d'un couvercle allant au four (genre Romertopf), déposez une couche du mélange de légumes. Disposez par-dessus les morceaux de poulet et recouvrez avec le reste des légumes (y compris le bouquet garni). Couvrez et enfournez.

• Laissez cuire au moins 3 h. Plus ce plat est mijoté à petit feu, plus il dégage ses saveurs. Si vous n'avez pas le temps nécessaire, faites-le cuire moins longtemps et à four plus chaud (160 °C [th. 5-6] au maximum).

Purée de courgettes au cumin

Pour 4 personnes

INGRÉDIENTS

1 kg de courgettes
1 cuil. à café rase de cumin en poudre
2 cuil. à café d'huile d'olive
Sel, poivre du moulin

• Rincez les courgettes, épluchez-les en laissant une bande de peau sur deux et coupez-les en tronçons.

• Mettez de l'eau salée à chauffer dans la partie basse d'un cuit-vapeur. Dès qu'elle bout, placez par-dessus le panier perforé et mettez-y les morceaux de courgettes. Couvrez et laissez cuire 10 min environ. Vérifiez avec la pointe d'un couteau que les courgettes sont bien tendres avant d'arrêter la cuisson.

• Versez les courgettes cuites dans le bol de votre mixeur, ajoutez le cumin, du sel, du poivre et l'huile d'olive. Mixez jusqu'à obtenir une purée bien lisse. Goûtez pour rectifier l'assaisonnement et servez bien chaud, avec une viande ou un poisson.

Riz aux légumes

Pour 4 personnes

INGRÉDIENTS

2 tasses de riz brun
1 petite boîte de petits pois extra-fins
2 oignons
2 bulbes de fenouil
1 citron (jus)
2 cuil. à soupe d'huile d'olive
Sel, poivre du moulin

• Faites chauffer de l'eau salée dans une grande casserole. Dès qu'elle bout, jetez-y le riz en pluie, remuez, et laissez cuire 20 min environ jusqu'à ce qu'il soit *al dente*.

• Épluchez les oignons et coupez-les en tranches. Rincez le fenouil, enlevez les grosses feuilles extérieures trop épaisses, puis coupez le reste en tranches.

• Faites chauffer l'huile d'olive dans une poêle, puis mettez-y les oignons. Salez, poivrez, mélangez et laissez dorer 5 min. Ajoutez le fenouil, mélangez, couvrez, baissez le feu et laissez cuire 10 min environ.

• Dans la poêle, ajoutez alors les petits pois avec leur jus et laissez cuire à découvert pendant encore quelques minutes afin qu'une partie du liquide s'évapore.

• Pressez le citron.

• Lorsque le riz est cuit, égouttez-le et ajoutez-le dans la poêle. Laissez encore chauffer 1 ou 2 min en remuant, puis arrosez avec le jus du citron et servez en accompagnement d'un poisson ou d'une volaille.

Tian de légumes

Pour 4 personnes

INGRÉDIENTS

1 poivron vert
2 courgettes
2 tomates
1 oignon
2 gousses d'ail
1 cuil. à soupe d'huile d'olive
Sel, poivre du moulin

• Préchauffez votre four à 160 °C (th. 5-6).

• Épluchez l'oignon et coupez-le en fines rondelles. Rincez le poivron, essuyez-le, coupez-le en deux dans le sens de la longueur, épépinez-le et coupez-le en fines lamelles. Épluchez les gousses d'ail et réduisez-les en purée au presse-ail. Rincez les courgettes, épluchez-les en laissant une bande de peau sur deux, puis coupez-les en tranches fines. Enfin, rincez les tomates, essuyez-les, épépinez-les et coupez-les également en tranches fines.

• Dans un petit bol, mélangez l'ail écrasé et l'huile d'olive. Salez légèrement et laissez reposer.

• Dans un plat en terre allant au four, déposez d'abord les rondelles d'oignon. Puis étalez par-dessus les courgettes en une couche régulière. Arrosez d'huile aillée et poivrez. Étalez par-dessus les poivrons, puis en dernier les tomates. Salez à nouveau légèrement, poivrez, puis enfournez.

• Laissez cuire à four très doux pendant au moins 2 h. Les légumes doivent d'abord jeter leur eau, puis cuire lentement dans ce jus jusqu'à ce qu'il soit évaporé. Le tian est prêt lorsque les légumes sont bien confits. Ce plat se sert en entrée ou en accompagnement d'une viande ou d'un poisson.

Mousse aux fruits

Pour 4 personnes

Ingrédients

6 petits-suisses à 20 % de matière grasse
2 œufs + 2 blancs
300 g de framboises brisées surgelées
2 gouttes d'huile essentielle de citron
2 cuil. à soupe de sucre brun

• Mettez les framboises à décongeler dans un saladier pendant environ 1 h. Lorsqu'elles sont à température ambiante, mélangez-les bien à la fourchette puis passez cette mixture dans une passoire fine, par petites quantités, afin de récupérer la purée de framboises débarrassée de ses pépins.

• Séparez les blancs d'œufs des jaunes. Dans une jatte, mélangez les 2 jaunes avec le sucre brun. Battez vivement à la fourchette jusqu'à obtenir une crème lisse. Ajoutez les petits-suisses, l'huile essentielle de citron et la purée de framboises. Mélangez bien.

• Montez les 4 blancs d'œufs en neige avec 1 pincée de sel au fouet électrique. Lorsqu'ils sont bien fermes, mélangez-les délicatement à la crème à la framboise puis mettez la mousse au frais pendant 1 h au moins avant de servir.

Mousse au chocolat noir et à la compote d'oranges

Pour 4 personnes

Ingrédients

200 g de chocolat noir (à 53 % de cacao minimum)
2 oranges bio
2 œufs + 2 blancs
5 cl de lait demi-écrémé
2 cuil. à soupe de sucre brun

• Séparez les blancs d'œufs des jaunes.

• Cassez le chocolat noir en morceaux, mettez-les à fondre dans une casserole avec le lait, en mélangeant sans arrêt. Dès qu'il est fondu, ajoutez les jaunes d'œufs hors du feu. Mélangez bien.

• Montez les 4 blancs en neige avec 1 pincée de sel à l'aide d'un fouet électrique. Lorsqu'ils sont bien fermes, mélangez-les délicatement au chocolat. Mettez cette mousse au frais pendant au moins 1 h.

• Pendant ce temps, rincez les oranges et coupez-les en tranches très fines, avec leur peau. Mettez-les dans une casserole, avec le sucre brun et 2 cuil. à soupe d'eau. Laissez cuire à très petit feu à découvert, en surveillant pour que la compote n'accroche pas pendant environ 10 min. La peau des oranges doit devenir très tendre. Laissez tiédir.

• Lorsque la mousse au chocolat est bien froide, prenez 4 ramequins individuels. Versez-y une couche de mousse au chocolat, puis une couche de compote d'oranges, puis une autre couche de mousse au chocolat. Remettez au frais jusqu'au moment de servir.

« Si faire était aussi facile que de savoir ce que l'on doit faire,
les chapelles seraient des cathédrales
et les maisons des pauvres gens des palais princiers. »

William Shakespeare,
Le Marchand de Venise

CONCLUSION

Comme je l'ai exprimé dès l'introduction, ce livre se veut pratique, convivial et au service de toutes les familles. J'ai également rédigé cet ouvrage avec la volonté de créer un dialogue parents-enfants sur un sujet très malmené par les médias, la science et le marketing : la nourriture !

L'acte de se nourrir a été considéré comme sacré pendant des millénaires, puis banalisé et asservi à la marche du profit depuis un demi-siècle. Pourtant, cette nourriture possède un incroyable pouvoir : elle nous crée, nous forme, nous met en mouvement, nous permet de penser, de nous développer, de nous renouveler en profondeur. Chaque jour, elle nous baigne, nous imprègne et nous façonne. Néanmoins, nous traitons tous ces précieux aliments comme des éléments extérieurs à notre conscience du monde. Aurions-nous « perdu la tête » en oubliant l'origine ancestrale des valeurs humaines, en négligeant l'histoire millénaire de nos peines, de nos souffrances, de nos joies ?

Ce livre ne prétend pas avoir « totalement raison sur tout ». À vous de critiquer, contrôler, expérimenter... Soyez curieux et concernés ! J'affirme néanmoins que cet ouvrage a raison sur un point fondamental : il est vraiment temps de se mettre à réfléchir très sérieusement, à comprendre l'essence de ce qui nous rend vivants, malade ou bien portant, heureux ou malheureux.

« Nos enfants ne sont pas nos enfants », disait le Prophète[1]. S'il est vrai que nous avons créé leur corps, leur âme échappe à notre volonté et à notre contrôle. Cependant, là aussi je suis animé par une certitude fondée sur l'expérience : **de bonnes bases d'éducation (dont l'éducation nutritionnelle fait partie intégrante)** leur assurent un meilleur départ dans la vie. À notre époque, toutes les générations se passionnent à juste titre pour l'écologie, la santé de la planète, et tous les nouveaux comportements qui peuvent nous permettre de « rendre à nos enfants la planète que nous leur avons empruntée » dans le meilleur état possible. Il me semble utile, dans le même temps, de se passionner pour une écologie encore plus essentielle, plus personnelle, plus fondamentale : **l'écologie nutritionnelle**.

Cette nouvelle écologie repose avant tout sur le refus de se laisser polluer : par certains « marketeurs fous », dénués de toute compétence et de toute éthique nutritionnelle ; par certains artisans sans âme qui ne reconnaissent plus la valeur sacrée des aliments raffinés et bourrés d'additifs qu'ils nous proposent sans aucune conscience de leurs actes ; par les diktats d'images ou de régimes minceur qui mènent nos enfants à l'anorexie ou à la boulimie.

Après trente années passées au service de la nutrition, mon message est clair : prenez quelques instants pour réfléchir, comprendre et apprendre les bases de la nutrition minceur et de la nutrition santé ; devenez suffisamment conscient et compétent pour refuser toutes les voies nutritionnelles irrespectueuses de l'être humain, qui fleurissent par centaines à notre époque ; militez en douceur et sereinement pour cette véritable écologie du corps.

1. Khalil Gibran, *Le Prophète*, Albin Michel, collection « Spiritualités vivantes », 1990.

Votre corps est votre première planète ! et c'est cette « écologie primordiale » qui vous permettra d'être plus fort physiquement et moralement pour mieux comprendre et mieux appliquer, en conscience, les règles de la grande écologie planétaire.

Ce programme ludique et passionnant, mettez-le en œuvre pour vous, et surtout pour tous ceux pour lesquels nous vivons, jusqu'à parfois oublier de vivre pour nous-mêmes : nos enfants ! Ils sont les gardiens d'un futur que nous ne connaissons pas, mais que nous leur souhaitons radieux. Alors aidons-les, aujourd'hui, maintenant…

Yann Rougier

Monaco, janvier 2008

REMERCIEMENTS

« Avant le dialogue il y a l'écoute,
et avant l'écoute il y a la tolérance. »
Jean-Jacques Rondière

À Marie Borrel pour son écoute et son professionnalisme ; au-delà des mots de ma pensée, elle sait offrir au lecteur l'essence profonde, mais pratique, des mots écrits.

À Marc de Smedt pour son accueil bienveillant et sa confiance. Sa compréhension de la « Nutrition en conscience » est un acte véritable de spiritualité vivante, très vivante !

À Laure Paoli, Myrtille Chareyre, Stéphanie Le Bihan et à tout le département des droits étrangers d'Albin Michel pour leur savoir-faire, leur expérience et leur patience... hors norme !

À mes collaborateurs, correspondants et relecteurs scientifiques (impitoyables... mais si généreux de leur temps !) : Dr Valérie Pouysségur, Dr Pascale Séité, Dr Kevin Redford, Dr Mizuho Nazu, Dr Béjit Édéas, Oanh N'Guyen, Jean-Pierre et Marylène Pouysségur, Virginie Parée, Jean-François Séité... et toute l'équipe de mon département recherche en biologie de la nutrition, psycho-nutrition et éthno-médecine.

TABLE DES MATIÈRES

Suivi éditorial : Myrtille Chareyre
Conception graphique : Stéphanie Le Bihan

Composition IGS
Impression Bussière : février 2008

Éditions Albin Michel
22, rue Huyghens, 75014 Paris
www.albin-michel.fr

ISBN 978-2-226-16965-5
N° d'édition : 25804 – N° d'impression : 080465/4
Dépôt légal : mars 2008
Imprimé en France.